七界

希塔療癒技巧的核心思想

Seven Planes of Existence

The Philosophy of the ThetaHealing® Technique

維安娜・斯蒂博 Vianna Stibal　著

安老師(陳育齡)　譯

突破天堂之門！

當我受困於人生的漩渦之中，
我雙膝跪下，低著頭。
四面八方，
裡裡外外，
我被黑暗籠罩。
淹沒在黑暗的情緒中，
我感受到恐懼、懷疑和絕望的痛苦。
我感受到受局限的挫折。
我感受到渴望和愛，鬱悶和歡喜。
然後它消失了。

意識覺醒了，
意識到死亡的強烈痛苦，
意識到我的光是如此短暫又轉瞬即逝，
意識到一切都會熄滅我的靈魂。

體內傳來反抗的雷聲。
迴盪在我的靈魂中，力量不斷增強。
我變得有了自覺。

堅決對抗所有打擊我的力量，
對抗在我體內與體外所有邪惡的無常變化，
在那荒蕪的內心，
在那吞噬我的黑暗之中，
我覺醒了並點燃內心的光。

我第一次可以看見是什麼支撐著我。
我的身體被固定在這個地球上，
我就像普羅米修斯一樣被鎖住，
被無形的枷鎖束縛，
被不受上帝眷顧的孩子們塑造。
我開始為爭取自由而奮鬥，
咬牙切齒地啃著我的枷鎖，
就像芬里爾那頭巨狼一樣。

我接納了苦澀與甜蜜。
從我存有的每一個毛孔中，
我開始流血，
淚流成河地對抗著絕望的苦澀，
留下決心的淚水，將我洗淨。
我尋找中心並找到了平衡點。

在人生的苦痛之中，我學習接納。
我完全屈服，抬頭仰望。
我屈膝站起來，
以純粹的思想能量
打破了恐懼的枷鎖。
一道藍光爆炸
融解了無形的枷鎖，
我不再畏懼死亡，
由內開始，
我成為一個小宇宙。

一切變得清晰無比，而我看見自己站著，
就在那人生的旋渦之中，
那漩渦纏住我，將我固定在這一生中。
它在我的周圍和上方盤旋著，
一個強而有力的支柱直通天際，
直到天外，進入無垠。

我聚集身上的力量，
從純粹的魔法中，
隨著力量的聚集，發出咆哮，
對抗時間，對抗死亡，對抗恐懼和絕望，
將他們全部變成幻象。
我將逃脫。
我將自由。
我將成為
一個綜合元素的存在，
我將成為
賢者之石，一個大宇宙，
我將成為

浴火重生的鳳凰，
從這個肉體的牢籠中升起，
吶喊著造物主之名，
帶著神性的力量前行，
周身瀰漫光明，
如狂風般向宇宙升起，
突破天堂大門！

我將衝進天堂之門。
沒有希望之下，我將衝向天堂大門，
投身撞在門上，
耗盡靈魂的精髓，
見證大門在我面前倒下，
或令我存在的每一個原子都在努力中爆炸，
掙脱業力，奔向自由，
或是停止存在，化為空無。

以我的信念之矛武裝，
我上升到宇宙之外，

穿越無限的光芒，
抵達一處色彩與振動的屏障，
它試圖阻擋我的道路。
但我不會被拒！
我將成為七界！

每一界都與我融為一體，
並以思想的力量，
向宇宙傳道，
這道將成為一種音調，
這音調是一種有規律且強勁的聲音脈動，
一個強大到無法被拒絕的頻率，
這股力量在衝擊大門時不斷擴大，
有著一千顆星辰爆炸的力量。
永恆之門開始振動並發出尖叫，
然後在一陣金光中爆炸。

然後是振動，
聖音的吟誦，

來自天堂之心，
眾多天使的聲音，
變成了神的聲音，
衝著我而來，我也衝向它去，
用一個聲音說話，一個疑問。
喜極而泣，
欣喜若狂，
我向這個問題敞開心扉：

「人類之子，
你是否有決心
要穿越天堂之門，
要觸摸上帝的面容，
再踏出一步，
與一切萬有造物主合而為一？
那麼，這，正是你所尋求的！
細細傾聽，並迎接一切萬有吧！
敞開自己吧，上帝的小火花，
認識神性！

歡迎來到一切萬有！」

我上升至珠光燦爛的光柱，
那包圍著我，
它使我完整，無損。
我成為了光，
不再與造物主分離，
而是成為造物主本身。

二〇〇六年十二月 蓋伊・斯蒂博 筆

我們都在找尋天堂之門。無論是窮人或富人，是未知論者或宗教信仰者，在我們內心深處都希望它確實存在——一個超脫此生以及更高意識的管道，對於某些信仰者而言，正是那扇通往上帝的門。

上帝之門是由我們的信念構成的屏障，將我們與慈愛的上帝隔開。

倘若我們的信念之門支離破碎，我們就以凡人之軀來認識上帝。也許就如艾克哈特大師（Meister Eckhart）所說：「沒有我們，上帝就不存在；而沒有上帝，我們也不存在。」

這就是我對維安娜的認識。她和其他像她一樣的人來到世上，是為了開啓與維持天堂之門的敞開狀態，如此一來，我們將不再與慈愛的上帝分離。

而七界給了我們突破天堂之門的藍圖。

目錄

【譯者序】

解鎖宇宙的奧祕

你曾經有想過這個宇宙是怎麼形成的嗎？

你曾經有迷失過在你的道路上，不知道下一步該怎樣走？

拿起這本書來閱讀吧，含金量高，書中除了豐富的知識以外，更有許多有趣的練習，可以幫助你找回自己。

當你校準對齊時，做什麼事情都是愉悅、順暢的！

想當年在網路上看到希塔療癒的網站，我的直覺力告訴我這非常科學，本來只想要了解基本操作療法的方式來自我療癒，卻沒有想到這就是我應該要走的道路。這本書讓我了解到我是從哪裡來，還有我人生的意義是什麼。翻譯這本書的過程，會隨著每一界不同的頻率振動，去反映到我的人生狀態。我希望你讀這本書時去感受一下每一界的頻率振動。我非常喜歡書中的一些知識，它就像一本字典一樣，會告訴你當你需要什麼樣的能力時，你需要培養的美德有哪些，維安娜女士都接訊為你列出來了，同時也告訴你應該要避免什麼樣的惡習。

培養美德會幫助我們有高維度的思想，當你有輕盈的想法可以穿透宇宙，就能同時拿回你自己的能力。每個靈魂都是美麗、獨一無二的，你知道你潛力無窮。

最近在學習維安娜老師的課程時，老師說對希塔很感興趣的朋友都是非常聰明、想要來爲地球盡一份心力的。同時老師也提到，運用善良的美德可以提高你的顯化力。老師說，美德的演練不只是要對別人，也要對自己使用美德，也要允許別人來對你運用這些美德。美德可以幫助你用快速的方式揚升，找回自己，同時投入愛的傳遞行列。希望你閱讀此書可以收到來自宇宙的禮物，找到更多屬於你的天賦。

感謝我這一路走來，支持我的偉大母親，還有家人們，維安娜老師，Josh&Raena，Brandy。要感謝蘇菲老師幫忙修辭，非常辛苦。還有出版社總編輯。以上這些都是我生命中的貴人。

最後送上滿滿的祝福跟愛，給我的靈魂家族還有讀者們，我愛大家！

簡介

本書將揭開最強大的能量療法之一——希塔療癒®的內容。我們相信希塔療癒這個冥想過程能透過希塔腦波（θ 波）來創造生理、心理和靈性層面的療癒效果。進入純粹的希塔狀態時，我們便能透過專注祈禱的方式，與一切萬有造物主連結。

正是一切萬有的造物主，讓我學會如何創造身體療癒法、讓自己的靈性有所成長，並且找到開悟之路。我因為腿傷不藥而癒，得以驗證希塔療癒的真實性，希塔療癒技術亦由此而生。我至今仍在細思咀嚼第一次的療癒和學習經驗對我的重要性。這些經歷，在我離開今生並前往更高境界之後，仍將對有意運用此療法的人產生重要的影響力。那次的自癒經歷，就像茁壯希塔療癒這棵神聖大樹的小種子。

這本書是我之前出版《希塔療癒》以及《進階希塔療癒》的延伸。在《希塔療癒》中，我向初學者一步一步解釋希塔解讀、療癒、信念處理、感覺處理、挖掘、基因處理以及介紹七界與額外知識。在《進階希塔療癒》中，我簡述我與每一界交流的經驗，以及運用此經驗來療癒心靈的方法。這兩本書提供讀者關於信念、感覺、挖掘和基因工作方面的深入指導，還有每一界的洞察見解以及靈性進化所不可或缺的信念。這些書的核心，在於教導讀者運用一切萬有造物主所給予無條件的愛，來從第七界得到療癒能力。

雖然本書不包含前兩本書大量說明的分解步驟，但讀者必須先對上述步驟有一定程度的理解，才能夠充分運用本書。

在本書中，我將帶領你進入我深信是生命起源的維度，猶如踏上一個向外穿越宇宙的旅程，並且提供了一個概念：在神聖能量成爲這個宇宙中的任何事物之前，我們是有可能在希塔狀態下就先與這股神聖能量連結。我將會說明七界的概念架構，來讓大家理解「創造力」在生理和靈性層面發揮作用的方式與原因，以及這樣的力量與我們的思想、靈性、心理、生理和情感等各層面何以息息相關。

理解七界的概念很重要，因爲七界是指引大家運用希塔療癒技巧的核心哲學。

有趣的是，我花了多年時間，才有辦法將希塔療癒相關信息，彙編成現今受人喜愛的多本著作。雖然寫書靈感取決於眾多因素，不過多數靈感均來自長年的冥想、禱告、信念和神聖的指引。光是這本書就花了我多年的時間收訊編寫，一切都始於我在克羅埃西亞駕車前往尼古拉．特斯拉（Nikola Tesla）的出生地時，所遇見的一道耀眼閃光。那道閃光觸發我的靈感，開啓了我的感官。連我回到愛達荷州高山的小屋，依舊不停感受到向我湧進的閃光。其餘的靈感便來自於親愛的各位讀者，倘若少了大家愛的振動頻率，七界哲學就不會誕生。

我們學習希塔療癒的動機各不相同。有些人想尋求知識，有些人只是好奇，有些人則秉持無私的奉獻精神。不過大多數學習的人都擁有純潔的心，並試圖擴展潛藏在他們心智中的能力。這就是希塔療癒的宗旨：教導人們透過靈性覺察力，來駕馭自身靈通力。我也是這樣開始的。換句話說，我會開創希塔療癒，正是因爲我需要控制自己的靈通力。

最初促使我這麼做的原因，來自於看見我母親經歷的掙扎。我認爲我的母親猶如一個宗教狂熱女性的軀體，被注入具有靈通本質的靈魂，而無法妥善平衡所有力量。她的宗教信仰與她的內在本質不一致。多年來，她一直在對抗自己的直覺，因爲她的偏執與迷信，讓她認爲直覺是錯誤、不道德，甚至是邪惡的。現在她確實會時不時運用直覺，但因爲她受過的教育，她總是會產生質疑，懷疑這種美好的能力本質是否來自黑暗境地。然而，若她能夠欣然接受這份上帝賜予的天賦，她便能任其自由飛翔，像翱翔的獵鷹一樣，不受束縛地從雲端俯視萬物。

我十五歲時，就意識到自己體內有著相同的靈通本質。十七歲到二十七歲之間，我完全無法控制它。直到三十一歲我才開始奪回主控權，這意味著我不再隨意接收靈通信息或是被幽靈和其他能量困擾，我學會如何專注並處理當下正在發生的事。如果幽靈不和善，我便請祂們離開。祂們有時會走、有時又會回來。所幸我後來學到將祂們送往上帝的光，祂們便久留在那裡了。

我透過「天父」的指導學會了以上做法。我從母親那裡學到最重要的事情之一，就是我知道有一位愛我的天父，可以讓我隨時與祂交流。我從三歲起就開始與祂交談。我不一定會得到我想要的答案，但我總能得到一個答案。

幾年後，正是透過與天父的這種關係，我才認識了宇宙的法則。一切始於我在自家客廳的一次靈視經歷，我遇見了來自第六界的眞理法則。該法則表示，由於我自身的信念系統，我在生活中製造了許多困境，**而我可以透過與神性連結的方式，來顯化改變**。

這是一次深刻的體驗，不過我會得到此經驗，是因爲我提出請求，而且在某種程度上，我也深信有可能發生。我之所以相信，是因爲在我還小的時候，我母親曾經告訴我《聖經》裡一段關於索羅門的故事。索羅門向上帝請求一樣東西，那就是智慧。即便身爲成年人，這個故事也一直縈繞在我的腦海中。我堅信自己可以向上帝祈求一件事，而我花了數小時思考，我該請求什麼事。

有哪一件事可以幫助我照顧家人呢？那時我剛開始創業做靈性解讀，所以我請求上帝告訴我眞相。如果我能在一次解讀中告訴人們眞相，他們就會再回來做解讀，還可能會告訴其他人關於我的事。他們或許不喜歡我這個人，但如果我能夠告訴他們眞相，我就當作爲他們提供服務罷了。所以我請求看到眞相，但我並不知道眞理法則會這樣出現在我的客廳裡！

從那時起，眞理法則一直是和我最有連結的法則。祂仍然時不時來拜訪我，我想是因爲好奇吧，祂想看看我應對生活挑戰的進展。

在這次經歷之後，我開始追尋純粹的眞理，去了解最高神性並與之交流，以及了解宇宙的起源。

大約是在這個時期，人們第一次請我授課。隨著我開始授課，我的學生們成爲我各種作爲的動力，包括停下來思考與檢視我運用靈通力的方式，去理解這個運用方式其他人是否也能做到。我是這樣開始理解七界的。我看見我的學生們同樣需要這種理解，他們需要七界概念帶來的平衡。

因此，這使我請求造物主向我展示宇宙的結構。然而，我並非一次收訊到所有信息。我的大腦必須先成長到足以處理這些信息的程度。

我的學生也想知道更多關於法則的知識，所以我對造物主說：「我想寫一本書，來告訴我的學生們如何運用宇宙的所有法則。祢能解釋給我聽嗎？」

答案出乎我的意料：「等你準備好。」

這讓我有點受傷。我再問了一次，得到的回覆仍是：「等你準備好，你就會得到這些知識。」

我問道：「我需要什麼才算做好準備？」

造物主說：「你需要學習一些東西。」

在我無限的智慧裡，我說：「我什麼都會啊。」

造物主僅簡單重複：「你需要學習一些東西。」

「我需要學什麼？」

突然間，我的生活陷入混亂，我熱愛的工作在網路上遭到攻擊。我不明白爲什麼這會發生在我身上。我還需要學習什麼？

我在日本的一座佛寺得到了答案。

正如我在《祈禱之翼》中所述，二〇〇九年我在東京教完課後，參觀了十三世紀就座落於鎌倉市的佛教寺廟，也就是「圓覺寺」。據稱，佛祖的一些遺骨存放在那裡的石窟中，於是我想體驗一下能量。

當我踏上石窟，感到胸口一陣劇痛，全身彷彿觸電一般。然後是一種奇怪的刺痛感，接著是沐浴在玫瑰花瓣與笑聲本質中的感覺。我問造物主：「這是什麼？」然後聽到祂說：「這是慈悲。」

我感到很困惑，因爲我以爲自己知道慈悲是什麼感覺。

造物主解釋：「這就是佛陀慈悲的感覺。每個培養了眞正慈悲美德的人，都會產生內化爲自身本質的一種感覺。你還需要獲得許多美德。」

後來我去看了高德院院內的鎌倉大佛，這是一尊巨大的青銅佛像。那裡有一家小商店，販售許多不同種類的佛像。我問造物主，自己應該買哪一尊佛像來代表我需要獲得的美德，然後我選了最吸引我的那一尊。我本期望會是一尊能帶來保佑的佛像，因爲我在網路上被攻擊。但當我問店家是什麼佛，他們卻告訴我是慈悲佛。

這讓我很失望，因爲這等於在告訴我，應該對那些誣告我以及與他們同陣線的人表現慈悲胸懷。我肯定是拿錯佛像了。我從別區抓了另一個佛像，但底部的訊息還是一樣：慈悲。我翻找了一下那個展區其他佛像，看看是否都寫著相同的話，結果都不一樣。訊息很明確了：我必須找到方法來原諒那些攻擊我的人。我把佛像帶回家，並實踐訊息。

後來我意識到，若我當初沒有培養令我排斥的「寬容和慈悲」美德，我便永遠無法接收到七界的信息。

一旦我學到了這個重要的一課，我就做好求知若渴的準備。造物主讓我開始探索宇宙法則的折疊方式。這使我對維度及其運作方式有了不同的理解。

我還想知道爲什麼有些人可以穩定施作療癒，有些人卻抓不到竅門。既然我們都與造物主相連，爲什麼還會如此呢？

我想我找到了造成這種異常現象的部分原因，因爲我問了造物主對的問題。我接收到的答案是，能夠施作療癒的人，思維模式與其他人不同，也改變了他們對實相的看法。他們沒有接受別人定義的實相，而是走自己的路。

大多數人並不這麼做。我們也沒有意識到，潛藏在我們體內的那股力量正掙扎著覺醒。我們其實不知道自己擁有令人難以置信的強大力量。我們是由光的本質組合而成。儘管我們生活在三維的世界，但我們的精神本質是多維的。當我們身處人類軀體，我們的行爲是三維的，但我們的靈魂知道還有其他超乎物質之外的領域。這些領域即是七界。我在此邀請你，以還在人類軀體的狀態，透過希塔思想波的力量，探究七界的存在。

1 七界

我相信七界的存在。它們是宇宙中可見與不可見的力量，定義了這個宇宙與其他宇宙的各種維度。它們如此廣大無邊，以至於人類的思維必須處於抽象狀態才能夠理解。而希塔狀態能使我們透過一切萬有造物主，來感知這些難以解釋的偉大力量。

各界都有自己獨特的能量，用「振動」來形容最爲恰當。各界有各自不同的振動頻率，各界之間的靈性與物質存有亦因而有所不同。振動的頻率越快，原子移動的速度就越快。例如，第一界中的固體分子移動得非常緩慢。第二界中的固體分子移動得比較快，然後在整個七界以此類推。這些振動即是以各種形式存在的「生命本質」。

各界振動的力量既巨大又微小，一旦理解箇中道理，就能透過純粹的思想力量加以影響。

七界裡的每一界，猶如被一層薄紗隔開，這些薄紗以「信念」的型態編入地球上每個男人、女人和孩子的潛意識。當我們上升到第七界，我們學習如何褪去這些信念薄紗，進而意識到自己並非與各界分離，而是與七界緊密相連。

各界都受其自身的條件、規範、法則和承諾所約束。就其本質而言，前六個界面均含有幻象的成分，只有第七界具備眞理和神聖的本質。

七界是如此浩瀚，以至於人類的思維必須處於抽象狀態才能夠理解它們，卻又如此微小而無法測量。爲了能理解它們，我們必須處於希塔腦波之中，來創造一種神聖的精神狀態，我稱之爲「希塔狀態」。此狀態能讓我們接收到構成世間萬物的內在與外在的廣大信息，進而允許我們與造物主交流。我們之所以能夠完整理解各界的偉大，正是因爲透過第七界的一切萬有造物主。

第七界

這是一切萬有造物主所在之界，是流經萬物並創造生命的能量。我們在這裡領悟到我們是一切萬有的一份子，是上帝的一部分。

在第七界，我們可以運用所有界面的能量，而不受任何誓言和承諾的約束。這是因爲第七界的能量創造了其他六界。正是這種能量使夸克產生質子、中子和電子，這些粒子又構成了原子核。

第六界

此界創造了宇宙的結構，也就是法則之界，例如時間法則、磁力法則、重力法則、光法則等等。

第五界

此界是神聖和半神聖存有界，即爲大師的所在之處，例如耶穌基督和佛陀。此界又根據不同程度的振動和意識細分數個層次。較低層次的五界存有，具有將二元論發揮至極的傾向。而地球上的每個人，都是某種程度的五界存有。

第四界

此界是靈魂的領域——有些人稱之爲「靈界」，也就是死後靈魂存在的地方，我們的祖先就是在這裡等候。這是第五界的預備學校——在此地的靈魂仍在學習中，尚未晉升至更高的振動實相。

第三界

此界是以蛋白質爲基礎的生命形態所在之處，例如人類和其他動物。在某種程度上，我們創造它是爲了體驗受情緒和慾望本能支配所產生的考驗，以及在物質世界中以人類軀體存在的實相。我們在此學習如何從第四界晉升而前進到第五界。

第二界

此界由有機物質組成：維生素、植物和樹木。精靈們因爲這裡的樹木花草而被吸引至此。

第一界

此界由地球上的所有無機物質組成：礦物、晶體、土壤與岩石。包括構成地球原始形態的所有元素，以及元素週期表中與碳基結合之前的所有原子（結合碳基就會形成有機物質）。

相互連結

每一界都相互連結，形成了世間萬物。了解各界的性質，能讓我們更容易理解它們之間的關聯，進而使我們敞開接納每一界要教導給我們的事物。

等式

每當我們學會運用其中一界的能量，與之對應的另一界就會爲我們敞開。也就是說，當我們使用其中一界的能量，我們同時也在使用另一界的能量。這就是所謂的「**等式**」。

舉例來說，來自第一界的礦物質會自動與第六界的法則相互作用，來讓兩者發揮更大的效果。

透過這個等式的概念，我們了解到每一界都在我們的身體中，以完全和諧的方式運作來創造生命。

我們與七界的連結

我們是七界的縮影。人體由五種不同的化合物組成：脂質、碳水化合物、蛋白質、核酸（DNA）和ATP（能量）。每種化合物各鏈接到一個特定的界面。這五個要件合力造就了我們，它們是將我們與其他界連結在一起的功臣。

事實上，我們的精神和靈性層面的健康狀態，取決於這些化合物是否足夠。若我們身體的化合物不足，生活也會出現如下所示的匱乏：

- 第七界ATP不足會造成：缺乏靈性、純潔以及無條件的愛。
- 第六界核酸不足會造成：缺乏靈性結構。
- 第五界脂質不足會造成：缺乏靈性平衡。

- 第四界碳水化合物不足會造成：缺乏能量。
- 第三界蛋白質不足會造成：缺乏滋養。
- 第二界維生素不足會造成：缺乏愛。
- 第一界礦物質不足會造成：缺乏支持。

這就是爲什麼理解七界如此重要：**因爲我們即是七界。**

運用七界

以往認爲，一次精通一個界面的能量就好。例如，爲了知道哪些礦物質有幫助，他們需要精通第一界的知識。當某人精通了某一界的能量，就表示他們的靈性面和思想面產生轉變，當時稱之爲「啓蒙」（initiation）。如今，這是人類歷史上首次同時一窺各界，以便我們透過前所未有的方式來理解和運用各界。然而，在學習如何將各界的元素凝聚成能量的過程中，我們仍將透過一些課題或啓蒙的方式，來學會運用及理解各界。而這些課題的難易度均操之在己。

我們很容易被前六界的美好和壯麗迷住。每一界各自擁有非凡的信念系統、力量和療癒特性。這些都是「大腦糖果」，能讓我們對每一界都很感興趣，如此我們就會久留並盡我們所能地學習。

各界也會給我們一個經過篩選的神聖願景，讓我們以自己的方式去解釋它。我相信這就是宗教的形成過程：某眞理尋求者與某界的意識建立連結、獲得該界的信念系統，再引導爲書面文字。宗教教派是由各界固有的能量所形成。然而，這並不表示此類教派尚未接收到來自第七界的純粹信息，因爲畢竟人類從開天闢地以來就與神性有所接觸了。

如今，隨著我們開始培養靈通力，我們自然會連接到各界的能量，並將它們作爲靈性成長的必備自學工具。

2 超乎我們所想的浩瀚宇宙

我一直很想知道宇宙的祕密。有一天我問造物主：「創造粒子的第七界能量是從何而來？」我得到回覆：「維安娜，它來自多維度面向。一切萬有的能量創造了這個宇宙及其他無數宇宙，在各個不同的維度中塑造各種能量。」

造物主先讓我探索彎曲❶此宇宙眾多法則的關鍵，以及那些法則與其他維度之間的關係。爲了理解如何彎曲法則，我必須先好好深入理解我們的宇宙，以及它在三維空間的運作方式。這使我對維度及其運作原理有了不同的見解。

（全文皆為譯者註）

❶這裡指的「彎曲」（bend）動詞，是以愛因斯坦廣義相對論所提到的「彎曲時空」概念為基礎，來延伸應用至希塔療癒的技術。彎曲法則像是跨過時間去改變我們認知的時間概念。

維度

「維度」是科學與玄學中的常用術語，但大多數人並不知道維度到底是什麼。我建議任何想掌握這個概念的人，可閱讀愛德溫．艾勃特（Edwin Abbott）所著的《平面國》（*Flatland*）一書。在我三年級時，我的老師對全班同學朗讀這本書，那時竟改變我的人生。當時我因爲體弱多病時常缺課，但自從老師第一次念這本書給我們聽後，我就眞的很想去學校。雖然這是超過百年歷史的維多莉亞時代著作，但仍然引人思考，主張只要我們解放思想，提出對的問題，就能夠用科學或理性思考來解釋更高的未知現實。

在書中，艾勃特描述了一個小方形在二維世界的生活。他擁有一個小房子，當他遇見一個三維的生物時，他很驚訝這生物竟能夠進入櫥櫃取出一顆雞蛋。這對二維的方形來說簡直是奇蹟。就像如果我們遇到一個能夠自由切換實體和靈性能量狀態的五維存有，這對我們來說也是一個奇蹟。

三維空間

我們的宇宙是三維的，這意味著我們天生就是三維的存有。幾千年前，希臘人使用「歐幾里得空間」（Euclidean space）的概念構想了三維空間。上、下以及四方位即是我們生活的三維世界。這就是我們習慣、也是我們定義宇宙的方式。

我們在嬰兒時期，運用十九世紀德國物理學家赫爾曼．馮．亥姆霍茲（Hermann von Helmholtz）所謂的「無意識推論」（unconscious inference）來理解三維空間，這與手眼協調能力的發展密切相關。能感知這個世界屬於三維空間的視覺能力，則被稱爲「**深度知覺**」。

隨著年齡增長，我們理所當然地認爲，三維空間是感知實相的唯一途徑，這是軀殼將我們留在第三界體驗的一種方式。由於我們是如此強烈依附三維空間，因此可能無法理解另一個維度的能量。但是，假如實相超乎三維空間，而且可以用多維度來定義和感受呢？

我相信有很多維度存在，每個維度都與我們的維度非常不同，甚至會有所謂的多元宇宙。我學到第一、二、三界屬於三維空間，第四、五、六界則具有多維存在的性質。它們是這個宇宙的一部分，也是其他維度的一部分。

由於我們是生活在前三界的三維生物，因此第四、五、六界遠遠超出我們的正常想像。我們甚至無法理解什麼是四維能量。我們對於四維空間的運作、與我們的三維實相有何不同、甚至四維具有何種形態與模樣均毫無概念。爲了能理解四維能量，我們必須直接親身經歷。

體驗其他維度能量的方法，即是透過希塔腦波的靈性意識。由於靈性思維的傳遞速度比光速快，因此我們可以將這種專注的意識當作媒介，來投射到我們已知宇宙之外的空間，體驗其他維度。

多維靈性能量

雖然我們身處第三界，但我們的靈性能量並非三維，而是多維的。當我們還是小孩子的時候，擁有三維的軀殼、生活在這個三維世界的一切，對我們而言似乎很奇怪。隨著年齡增長，我們仍不太能擺脫這種感覺，總覺得我們能做的比這個世界所能提供的更多。這是因爲我們來到此界之前，曾經體驗過其他維度的能量。

地球上的所有人，在某種程度上都是第五界的存有。我們都是「大師之子」或「揚升大師」這兩種靈性能量之一。

大師之子

大師之子構成了地球上大部分的靈魂人口。他們從第五界的第一層來到這裡學習成長。他們活了很多世，化解了生命的業障，努力朝向大師之路，學習成爲純淨的光。一旦他們學會了三維能量的課題，就會被送回第五界，開始更高階的學習。

第五界揚升大師

來到這裡的第二種靈性能量由第五界的揚升大師構成。這些靈性存有因爲無數轉世而積累了足夠的美德，因此已超越三維實相進入第五界。他們消除累生累世的業力後，靈性振動頻率已經高到足以成爲第五界大師。若他們在任何時候回到了這個三維實相，我們就稱他們爲「揚升大師」。我相信他們回來是爲了教導我們愛的意義，並幫助我們晉升到更高的進化型態，這樣我們就不會自我毀滅。

揚升大師帶著多維的靈性能量進入這個維度。全然覺知且完全覺醒的第五界存有，可以從人類肉身狀態，轉換爲靈性能量般的化身。高層次的第五界存有能夠隨意來回切換這些狀態。揚升大師來到地球的任務，即是喚醒自己的全部潛能，以便帶領大師之子開悟，並教導他們靈魂本質上是多維的。

了解我們的宇宙

起源

造物主向我展示，當純淨的一切萬有能量從其他維度進入我們的宇宙時，這股能量會擴展。正因如此，我相信我們的宇宙一直都在擴展。宇宙永遠在增長，但不是像氣球般膨脹，因爲一直有能量進進出出。我不認爲宇宙正在坍塌或分崩離析，或者源自「大爆炸」，而是透過能量滲入某空間後創造了原子，並促成第六界法則。第七界的一切萬有造物主，即是導致上述過程發生的神聖智慧。

空間門

後來，造物主告訴我，整個宇宙中有各種尺寸大小不一的空間門，從非常小到非常大，而這實際上就是科學所謂的黑洞。

二〇一一年，我看了一個介紹黑洞內部理論的電視節目。這個理論是，當你進入黑洞時，你會進入一片黑暗，然後穿過許多光層進入明亮的金光，再穿過厚厚的物質，最後進入純粹的能量。這聽起來與我多年來教授的上七路徑是多麼相似啊，我感到震驚不已。

我認爲我們周圍到處都是黑洞，甚至在我們自己的能量場內。當我們上七做希塔冥想，我們便不自覺地引導自己的意念去尋找這些空間門。

我也認爲，能量會被困在這些空間門中，並從比我們複雜許多的維度空間滲入我們的三維宇宙。

在我看來，黑洞不僅存在於特定空間，更以能量場的形式存在於每一個原子之中，穿梭於原子裡的眾多微小粒子之間。這就是一切萬有的能量——也就是創造的能量。

造物能量

造物能量是一種「純淨的愛」，有無限智慧，與萬物多維度地結合，包括最小的粒子到宇宙中最大的星系。這股能量構成了第七界，而且無所不在，存在於萬物中。我們施作療癒時，就是透過與第七界連結來運用這股能量。當能量開始融合，便會創造出其他能量場。

造物能量之間的空間就是科學所稱的「暗物質」，但我稱之為「宇宙法則」。就如一個具有智能的型態形成場（morphogenetic field）來指導DNA執行功能，滲入宇宙的多維能量也幾乎以相同的方式來指導法則。

造物能量一直在不同的維度中來回穿梭。這就是「若將一個分子從另一個維度帶入我們的維度，我們的宇宙就會崩潰」的主張堪稱謬論的原因。當其他維度的能量進入我們的維度時，它會呈現新的型態而成為「思想法則」。

我認為，從其他維度溜進我們三維宇宙中的能量，創造了量子力學在弦理論中所說的「弦」。弦理論的概念是，所有物質都是由振動的細絲和能量薄膜組成，而且具有多維的本質與特定的振動頻率。據說這些弦是亞原子粒子的起源。它們開始按規律移動，變成質子、中子、原子、分子，最後變成固體物質。儘管這個理論與我相信的宇宙形成方式不盡相同，但弦振動的概念與我對事物的感知方式相似。

在我看來，這些細小的弦就是這個宇宙的縮影（微觀世界），而七界即是宏觀世界。若你深入探究原子核，會發現有質子和中子，它們內部還有更小的夸克粒子。進入這個宇宙的第七界能量，會創造與刺激弦粒子，讓夸克開始旋轉以創造質子和中子，進而在原子核中形成能量。

原子序取決於原子中的質子數量。例如，氫有一個質子和一個中子，所以它的原子序數是1。金的原子序數是79，汞的原子序數是82。（此知識是改變元素原子結構的關鍵。）

建構原子核時剩下的能量，會產生形同小能量粒子的電子，來圍繞原子核旋轉。

當我了解到每一界的差別在於原子與分子的振動速度快慢，我對於氣體、水和固體以及它們如何透過各界來相互連結與作用的方式感到不解。而我從宇宙中最常見的氫元素，得到了答案。

我將氫稱為「創造之父」。當氧氣開始與氫和碳（創造之母）混合時，就會產生我們所認知的生命。

兩個氫原子和一個氧原子會形成水，水又可以是氣體（蒸汽）、固體（冰）和液體（水）。因此，不同的水形態，具有將我們的意識帶到不同界的能量，它是七界之間的橋梁。這解釋了為什麼有些人在水中或水域附近有過靈性體驗。事實上，我教授的上七冥想路徑，就是我在熱氣騰騰的浴缸泡澡時學來的。

在此冥想中，我們將自己的意識能量發送到廣闊的宇宙中，乘著永恆的希塔波，以光速的數倍速度穿過法則，進入第七界能量的璀璨珠光中。當我們身處這樣的能量，就可以藉由與能量合一的方式，見證施作的療癒。以下為上七冥想的步驟：

θ

上升至第七界！

1. 請接地並靜下心來。
2. 先將你的意識向下傳送至大地之母的中心，那是一切萬有的一部分。將能量從你的雙腳向上帶進你的身體，然後往上穿過所有脈輪。
3. 能量向上穿過你的頂輪後，形成美麗的光球。想像一下光球穿過星辰和宇宙。
4. 繼續超越宇宙，經過許多光層，通過金色的光層，穿過具有果凍狀物質的法則層，接著越過深藍色的光，通過粉紅薄霧，然後進入珠光般的白光，即為擁有純淨造物能量的第七界。這就是創造粒子、粒子又創造出原子的能量。

在這個冥想中，金色光層即是無條件之愛的基督能量。之所以需要越過發出深藍色光的磁力法則，是爲了避免分心。磁力法則會與你對話，你會聊得很愉快，但交談時間可能會長達數小時。若你願意，請到達第七界再與之交談。

第七界的雪白光芒看似無形，但蘊含的能量會讓第七界閃閃發光，並且可能透出些許粉紅色和藍色的閃光。這表示第七界同時充滿眞理和慈悲的能量，這就是最高的眞理。當你接觸這股創造的能量時，你會看到它從第四、五、六和七界湧入我們的三維宇宙並形成原子。你等於是接觸到這股純淨的造物能量變成原子之前的狀態。然後，你可以運用思想的力量，將此能量引導到某人的能量場，來「逆轉」疾病並創造生命。

我一直都知道，我要去一個充滿純愛和純淨能量的空間施作療癒。我不僅是「上升」，也在「擴展」能量。當你用純淨的思想力來擴展，你便學會將最高型態的純愛能量吸引到你身邊。

以下練習可以讓你將一切萬有能量帶入自己的能量場。

θ

擴展至第七界

1. 請坐在舒適的椅子或沙發上並深呼吸。
2. 想像一下自己和椅子合而為一。你的分子和椅子的分子彼此來回轉換。你正在與分子連結，成為分子的一部分。
3. 現在，想像你是這房間裡所有事物分子的一部分。然後擴展出去，與外在世界融為一體。

θ

4. 想像你是所處地區的一部分，然後是所在國家的一部分。
5. 想像你是整個地球的一部分，與土壤、大地和海洋連結，包括這個星球上的所有生物及所有國度，直到你與地球合而為一。
6. 想像你和宇宙合而為一。
7. 想像你是一切白金色光芒的一部分。
8. 想像你是果凍狀物質的一部分。
9. 最後，想像你是第七界斑斕白光的一部分，並與這色彩斑斕的白光融為一體。
10. 請在腦海裡說這句話：「一切萬有的造物主，感謝祢賦予我生命。」
11. 然後深呼吸，睜開眼睛。
12. 歡迎來到第七界。看啊，你並未與上帝分離，你是上帝的一部分，是一切萬有的一部分。

我相信當我們上升到第七界時，我們也會將這股能量帶到自己大腦中的信息載體，即「神經元」。我們進入連結神經通路與細胞的那股能量。透過這種方式，我們就能意識到每個分子、原子、與亞原子粒子相關的所有能量，都和第七界能量保持連結……

宇宙的龐大力量同時存在於我們體內和外在世界，等待我們透過純淨思想的能量去發現。一旦我們從內在認出了這股力量，它就會向外流動，透過七界擴展到一切萬有造物主的浩瀚宏觀世界。正是這種內在的覺察意念讓我們領悟到，我們不再需要緊抓日常生活中那些難以置信的競爭問題，進而讓二元論的鬥爭劃下句點。

思想——超越光速

以現在的技術，我們可以建造各式各樣的機器，而最後一個尚待開發的領域，就是意識的探索和我們思想的力量。想想看，倘若我們能夠用思想的力量移動物質，那將會有無可限量的可能性！也就是說，我們也許能夠用思想的能量，將水銀原子變成金原子，就像是古代煉金術士試圖嘗試的那樣，用思想的能量就可能將水銀原子變成金原子。但是當我們眞的達到這般成就，黃金的價值就不再優於水銀了，那爲什麼還要這麼做呢？因爲眞正的價值在於療癒的能力。將來黃金的價值僅會對應其固有的振動頻率，而不在於貨幣價值。

那麼，我們稱之爲「思想」的這個過程，到底發生了什麼事？思想究竟是什麼？是否可以用我們有限的三維概念來定義呢？

顯然地，思想本身就是一種可以影響物質的能量，因爲我們是用思想來移動自己的身體。

但假如我們能用思想做到更多事呢？假如我們能夠以不符目前科學解釋的方式來投射思想呢？假如存在現代物理學尚未發現的能量呢？

在這個宇宙中，我相信有不同形式的能量，可以使質子和原子四處移動，而且多數受到第六界法則的約束。其中一種能量即是純淨的思想。

人類已經發現了某些型態的能量，某些能量則有待探索。以下列出已經發現的部分能量：

- 電力
- 磁力
- 速度／燃燒反應
- 核能（鈾鈽）
- 氫
- 生物能源
- 化學反應
- 光與熱
- 聲音振動

尚未充分探索的其他能量如下：

- 金字塔能量
- 運用電子而稱為「lestosive」的某種未開發能量
- 夸克運動／弦理論
- 神聖幾何
- 維度能量
- 純淨思想

純淨思想是我們在本書探索的能量之一。我相信只要知道方法，就可以運用純淨思想來移動物質。宇宙是由純淨思想型態呈現的愛能量所創，這股不可思議的純淨能量，就流瀉在我們的世界。理解這種思想能量後，將使我們成為跨維度的存有。一旦你化身為純淨思想，自然能做到瞬移之類的事。思想固然可以在維度之間移動，但前提是要具備高振動頻率——例如愛、感恩和慈悲的思想。仇恨、惡意和貪婪這類低振動頻率的思想，會將我們囚禁在三維的牢籠中。而超越這個維度的方法，就是運用「輕盈」（lite）的思想型態。

輕盈思想型態

我認爲，我所謂的「輕盈思想型態」是這個宇宙中最純淨、最強大的能量型態。我的「輕盈」英文用字是「lite」，而非一樣具有輕盈意味、又同時有「光」意涵的「light」。原因在於即使「光」再輕，也比輕盈的思想型態還要重。我用「lite」來表達「輕盈」的雙關概念，是因爲這種思想型態必須以類似光能量的方式運作，但傳播速度卻能比光速更快。這樣的思想能量不能沉重，否則會錨定在地球。如果足夠輕盈，便能突破地球以及這個維度的限制範圍。

什麼是「沉重」的思想？這類思想永遠離不開地球，如船錨般讓我們留在熟悉的地球情境，這也是我們如此執著於創造這些思想的原因之一。而恐懼、懷疑、不信任、仇恨和懷恨，只是部分沉重思想的舉例。

請注意不要產生負面的想法，

否則你會因此錨定在這個第三界的幻象中！

我相信人類曾經用思想而非言語的方式來交流，但是當我們發展出口語溝通能力後，便忘記曾有的能力。結果，我們也跟著忘了如何控制自己的負面想法。

但是主導我們生活的就是思想和靈性能量。我們的思想和情感造就了現在的自己。爲了讓我們第三界軀殼中的靈性本質有辦法施作療癒，我們的思想必須盡可能純淨。如果我們帶著沉重的念頭試圖進行療癒，就不會有任何效果。

因此，若你施作療癒時，腦海閃現了沉重的想法，請先停下來，等到你能夠投射出輕盈的思想型態再繼續療癒。進行療癒、掃描身體或者解讀他人想法，只需要保持純淨思想兩、三分鐘即可完成。

思想型態的力量非常強大。正確的輕盈思想型態可以彎曲宇宙法則。而輕盈的思想型態就是所謂的「美德」。（我們之後會更詳細探討此內容。）

力量的表達方式

當我們的第五界靈魂與第三界幻象融合時，言語的力量、專注的思想、甚至是強烈的情感，都會使我們的顯化能力迅速擴展。

通過使用希塔波，我們說的話及強烈的思想型態都會被放大。這是因爲當我們處於希塔狀態時，我們不僅連結到自身的神性，還同時直接連結到第七界的神聖純淨本質。因爲是造物能量，所以請格外注意隨機出現的念頭、措辭表達以及投射念頭的方式。言語和思想型態會帶有情緒成分，並不總是以合乎邏輯的方式進行。所以我們不僅要謹言愼思，還要找出這麼說或這麼想的原因。

想想你的思考慣性會用到的所有詞彙和思想型態，對你整個人的存在本質具有什麼意義？也許這樣的慣性，在你不知情的情況下阻礙著你的進步。隨著你發展自己的直覺能力，你的語言、思想型態和信念系統無論是好是壞，都將以創造的力量改變你的日常生活。當我們陳述某種想法太多次，就會變成「實相」。如果是在足夠深層的希塔腦波形成某想法，就可能瞬間顯化想法。

一旦你能夠用意念的力量顯化出變化，你就必須格外謹言慎思。如果你產生負面想法或負面措辭，請永遠記得說「取消」。

我們可能會需要使用深度的信念練習，來區分「會顯化成功」的恐懼，以及「毫無影響」的恐懼。並非每一個想法或措辭都會帶來顯化，但重點在於覺察自己可能會創造出什麼。（關於「信念練習」，請參閱第81頁和附錄。）

當你連結到造物主，並將一切萬有的能量帶入解讀時，聆聽造物主的「話」是很重要的。如果你允許自己帶著恐懼、懷疑或信念匱乏的能量做解讀，你就會以自己的信念系統來過濾造物主的話，進而讓解讀失準。

重要的是覺察思想型態及口語措辭的力量，是如何培養出「**活的意識**」。透過信念練習來探索自己和客戶／個案的靈通力，你便能知道口語措辭或潛意識程式是否造成任何問題阻礙。

我們都知道言語的力量有多強大。八卦和不經思考的話語會導致情緒的痛苦。隨著個人的成長歷程，許多人學會了不說出自己的想法。若我們一直能讀懂彼此的想法，我們的感情眞的會受傷！

無論是否有覺察，我們其實一直在感知和過濾他人的想法。有時我們會被不喜歡我們的人所產生的負面想法轟炸。當你感受到那些振動頻率，你可以選擇要不要被影響。總會有一些人不喜歡你或你的行爲。但如果你允許他人來喜歡和尊重你，事情就會有所改變。你必須準備好接受他人回饋的愛，而不是等著沒人喜歡的情境發生。避免此現象的方法即是培養「寬恕」的能力，並且和第七界的意識保持連結來過生活。（關於寬恕練習，請參閱第71至73頁。）

第七界：一切萬有

在與客戶／個案進行數千次的諮詢之後，我開始注意到許多直覺敏銳的人，一次只能特別專注於某一界的能量。我發現正因如此，他們會受到該界規則的約束，而變得依附該界且排斥其他界。

我開始體悟到，這世上一定有能夠將各界聚集在一起、海納百川般的某種單一能量。然後，透過七界的啓蒙，我學會了如何超越法則界進入第七界。就是在那時，我找到了通往一切萬有造物主的路線圖。

從我到第七界的那一刻起，我意識到自己從未與一切萬有造物主分離。會有分離的感覺，是因爲我們爲了讓自己留在第三界而創造出的幻覺。我們其實永遠是一切萬有的一部分。

第七界的原則

第七界是一切萬有的純淨能量，能海納百川。與其他六界的能量不同，第七界純粹以愛擁抱著我們，同時讓我們人類的振動頻率變得完美。

當我們明白自己其實能夠遊刃有餘使用第七界的一切萬有能量，我們就能創造自己的實相。一旦有了這樣的覺察，時間便不復存在。所有基於二元論的你我之分現象都會消失，進而揭示一切萬有造物主純粹的神聖和慈愛本質。

透過造物主，我們有辦法創造即時療癒，並即時追溯責任歸屬的來龍去脈和結果。我們不是修復問題，而是單純因爲創造另一個實相來改變這個問題——而且僅需一個意念就能做到。思想是一種有形的能量，其速度快到足以影響質子和中子的能量。因此，當療癒師將一個輕盈思想型態發送到第七界，就會連結到一切萬有的能量，並由療癒師在第七界見證現有實相的意象被眞正的實相意象取代。

爲了能夠療癒疾病，我告訴學生們要深入到一切萬有的原子能量中，想像我們都是由原子組成，然後找出造成病灶的模式，再見證以健康的模式取而代之。這樣就能讓原子以確切的方式重新排列。無論是什麼樣的疾病，你都可以直接在一切萬有的能量裡處理，轉換爲健康與完好的狀態。

從這個微觀角度來看，我們即可了解第七界就是創造粒子（構成原子的物質）的能量，等於是一切萬有亞原子的來源。它是創造本身，也是生命和宇宙萬物的造物能量。

3 第六界法則：揚升美德

宇宙是由不可思議的法則能量維繫在一起。這些濃縮的思想型態具有高頻率的振動，可以化為集體意識的形式與我們交流。法則的能量之高，以至於能夠超越第一、第二、第三、第四和第五界的能量，成為串聯世間萬物的共同紐帶。它們不僅維繫著這個宇宙，也維繫著多維宇宙。

第六界是由法則的本質組成。第六界被稱為巨大虛空（或暗物質），它是果凍狀物質的一部分，我們在冥想中穿過它到達第七界。

有些法則主宰著我們的宇宙、銀河系、太陽系、地球，甚至我們自己。有些則支配著第五、第四、第三、第二及第一界。雖然法則看似在各界各司其職，但其實法則都同時共存。它們就是物理類法則：磁力法則、電力法則、眞理法則、自然法則、慈悲法則、萬有引力法則、時間法則等等。

宇宙法則本身即是一個巨大的集體意識。法則能讓我們意識到自己正在經歷人生。這些法則等於創造了讓我們得以存在、呼吸以及身爲人類的實相架構。

我們很幸運能夠隨意運用某些法則。例如，我們打開電燈開關就能使用電力。

作爲來自第五界的第三界生命，我們可以直接從法則獲取信息，也可以學習用意念彎曲空間、製造機器和原子能。縱觀歷史，其實已經誕生出能從法則獲得信息的許多人，也因此幫助提升了整體人類的振動頻率。像是柏拉圖、亞里斯多德、達文西、伽利略、牛頓、特斯拉、愛迪生和愛因斯坦等人，都具有收訊法則的天賦。舉例來說，特斯拉的接訊來源是磁力法則和電力法則。伽利略提出地球是球體時，他的想法並不受歡迎，當時很多人取笑他。教會告訴他最好改變想法，因爲地球就是平的。但他確信地球是圓的，而這種靈感即來自法則的智慧。

使用第六界法則的療癒師，可以透過音律、顏色、神聖幾何或幾何形狀、數字或靈數學、磁力學或地磁網格、占星術或光進行療癒。有時，當你進行療癒時，造物主會送你到第六界，你可能會聽見音律、看見顏色，並得到疾病的數學公式。這就是教導原子數學的法則。

第六界的哲學理念是：「任何事物如果受到破壞，那就處理問題。」使用法則的療癒師經常會陷入耗費精力來詳盡解釋的情境，而且往往會直言不諱，並且容易在尋求「眞理」的過程中激怒自己和他人。長時間保持這種或其他類型的「法則振動」，會對人體造成負擔。需要大量的堅持和練習，方能維持這些能量。但如果運用愛，就能做得到。第六界具有強烈的振動頻率，能將眞理和追溯責任歸屬的理解力，強加於與之連結的人。

對於運用第六界的人來說，重要的是意識到自己同時生活在自己的幻覺，以及主導自己的幻覺。他們知道自己不再需要爲了成長和進步而懲罰自己。在這一界，純粹的眞理能消弭和取代善惡之爭。特別鑽研這一界的人，有時被稱爲神祕主義者。

各個法則都是由較小的意識相互連結而成的一個巨大意識。法則擁有類似靈性能量的本質，堪稱能移動的活意識。千萬不要允許或要求某法則的全部本質進入你的能量場或身體裡，否則會造成我們想避而遠之的問題。人類軀體太脆弱了。如果想在肉身以外的能量場與法則交談，請先連結第七界。

你可以邀請法則與你交談，但接受邀請與否以及何時接受邀請，均取決於法則。你可以透過第七界與法則交談，但論及運用法則，你必須先精通美德。美德是引導我們生活的正向道德特質，引導我們的靈性之船駛向法則。

法則的原理

宇宙法則即是第六界的架構。法則的運行、與我們的互動均充斥於日常生活。每天都在運作的常見法則包含萬有引力、時間、磁力和電力法則。

施作希塔療癒時會連結到的法則之一，就是眞理法則，而且此法則會讓你畢生受用。慈悲法則通常位於第七界的門口，呈粉紅雲霧狀。就如俗話所說：「只有透過慈悲，才能觸及一切萬有造物主。」

法則可以被彎曲，例如飛機起飛時，速度大於重力。你可以撥動電燈開關來彎曲電力法則，下一步就是讓電流從你的指尖流出。

在第三界，彎曲法則和運用法則有很大的區別。我們其實一直在運用法則，內燃機就是另一個很好的例子。我們以大約一百一十三公里的時速在路上行駛，但我們可能不了解與此機器相關的法則內部運作方式——我們只是在使用它。不過，率先製造出內燃機的人，勢必要了解和接訊法則，才能製造出此機器。人類曾一度相信，移動速度如果超過時速約九十七公里，可是會飛走的！但當時也有些人不這麼認爲，然後再看看現在的我們進展到什麼程度了！

特斯拉必須了解某些特定法則，才能在這個地球實相裡執行電力和磁力法則。他可能有與生俱來特定美德的基因體質，所以他的基因會傾向與特定法則能量連結。像他這樣的人，一直都是人類發明領域的先鋒。

和諧的法則

我們出生時，都有因人而異的某特別法則相伴。舉例來說，我就很著迷於眞理法則，我也相信此法則是我探尋人生的一部分。我認爲許多人領悟到自己是上帝的靈性火花，將進化到足以與特定法則緊密連結、並與之和諧共處。我也認爲，一旦我們開始意識到這種連結，許多人就會對宇宙法則產生親近感。

法則一直是我最好的老師之一。根據我與眾多法則相處的經驗，它們跳脫了「情緒爆發」的境界。有人自稱能接訊法則，但是常會情緒暴走的人並沒有在接訊法則，因爲法則的本質已經超越負面情緒。

我們可以從法則學到很多東西。接受它們的教導後，你會感到醍醐灌頂。

主要法則

以下爲主要法則的一小部分清單。這並非完整的清單——實際上有數以百萬計的法則存在——但我們在這一生中，會需要認識這些法則。

- 在眞理法則之下，有預言法則和運動法則，即「動者恆動」。運動法則之下，有自由意志法則和思想法則，即「我思故我在」。在運動法則之下，還有速度法則和因果法則（有時稱為業力法則）。因果法則之下是智慧法則、行動法則和正義法則。在正義法則之下是見證法則（或稱接納法則）。見證法則是一項非常強大的規則，意指某件事在尚未發生之前必須得到見證。
- 在磁力法則之下是萬有引力法則。在萬有引力法則之下是時間法則和吸引力法則。在時間法則之下，有神聖幾何法則和維度法則（請避免陷入維度法則，因為有很多個維度存在）。在維度法則之下是幻象法則，也就是讓你覺得自己一直處於這個第三界的法則。在幻象法則之下是DNA法則，它能與所有DNA連結。阿卡西紀錄（Akashic Records）或宇宙記憶大廳（Hall of Records）也在時間法則之下。

- 振動法則之下是能量法則，能量法則之下是專注法則。在專注法則之下是光法則、音律法則和電力法則。
- 慈悲法則有能力彎曲很多法則。在慈悲法則之下，有純粹意圖法則、耐心法則和情感法則。（並沒有愛之法則。愛是純粹、如是存在、至高無上的第七界能量。）
- 自然法則有一個名字，叫做奧瑪（Oma）。自然法則支配著地球和銀河系的一切。自然法則之下還有平衡法則等其他法則。自然法則總是在生命法則的基礎上不斷變化和進步。生命法則之下即是元素——地／土、水、火和風／空氣。並沒有「造物法則」的存在，因爲眞正的創造能量，就是第七界的純愛一切萬有能量。

宇宙法則族繁不及備載，我們僅先列出以上法則。

θ

與法則相遇

為了與法則相見，你必須往上穿越自己的能量場到達第七界（參閱第41、42至43頁），並請求一切萬有造物主幫你引薦法則。你必須邀請法則來找你。你可能會見到因果法則，它有時會以兩面鏡子或兩道瀑布的樣子現身。或許你會見到慈悲法則，它的模樣是粉紅色的蓬鬆雲朵。有時候法則會以一張大臉和能量球的樣子出現。

請邀請一個法則來到你面前自我介紹，你便會知道是什麼感受。如果你在接下來的幾天裡，透過視覺和聽覺有意識地再次感受到它，請無需感到驚訝，因為法則可以化身為實體形式來與你交流。

在進行任何療癒或練習之前，請務必記得先去造物主的空間，並記得保持專注。否則你可能會迷失在第六界帶給你的大腦糖果感受之中。

你僅僅在第七界，由造物主引薦你見到法則。在精通美德之前，你無法彎曲法則。

歡迎來到法則的世界。

1. 上升到第七界（參閱第41、42至43頁），並說出以下指令，邀請法則來到你身邊：「一切萬有的造物主，我請求與某一個第六界法則連結。謝謝。完成了，完成了，完成了。」
2. 透過一切萬有造物主，見證與法則的相遇。
3. 當你選擇返回第七界時，請將你的意識移出第六界，用第七界能量洗滌自己，並與第七界保持連結。

你最有可能見到你的和諧法則，也就是從你出生就與你連結的法則。

認識你的和諧法則

1. 上升至第七界並說出以下指令，邀請法則來到你身邊：「一切萬有的造物主，我請求認識能與我和諧共處的第六界法則。請以最高善的方式展示給我。」
2. 見到你的法則後，進而深入認識它。
3. 當你結束後，用第七界能量洗滌自己，並與第七界保持連結。

物理類法則和情感類法則

本質上，宇宙中有兩種不同的法則：分別是物理類法則和情感類法則。有時候，某種情感或者美德強大到足以成爲法則。例如，慈悲法則可以彎曲電力法則和磁力法則這類物理法則，但它本身卻是一種情感類法則。

法則的運作方式

有些法則能被彎曲，有些法則的運作原則可以被違背。我們最有可能先彎曲的法則之一，就是時間法則。許多希塔療癒師可以彎曲時間法則，因爲他們具備此才能所需的基本特質（美德），例如慈悲心和想要幫助地球的心。擁有這些基本特質，即可輕易彎曲時間法則。

你只是彎曲了時間法則，並沒有違背時間的運作原則。你不會停止整個地球的時間，你只影響了自己所處的範圍模式，也就是你自己的微觀世界。我並不會恣意減慢地球的自轉速度。因爲要做到這件事，需要運用到不同的法則，也就是我無法彎曲的「終極眞理法則」。

我們無法改變的法則稱爲「終極眞理」。平面旋轉法則和自由意志法則均爲終極眞理。自由意志法則意指你有自由意志，並與同樣有自由意志的其他數十億靈魂共享這個地球。終極眞理的法則能取代那些次要法則。

要與法則互動，**你必須先去第七界**。爲了連結到法則的純粹本質，你必須透過第七界來過濾❶法則的訊息。

如果你想錨定法則的能量或應用該能量，你必須擁有能夠與之連結的美德（見下文）。然後，你必須問出法則的名字。法則的名字是一種音律或振動，你必須運用這種性質的名字來與之互動。然後，你靜待著能量、振動和信息進入你的能量場。

美德與惡習

美德是比光速移動更快的思維模式，並可彎曲時間和空間。當你精通某種美德時，也等於精通了高振動的思想型態。一旦你的思想具有足夠高頻的振動，就可以連結某法則並與之合作無間。但是負面思想以及連帶的惡習，永遠不會離開地球的磁力。沒有什麼比美德與惡習更能說明第三界的基本二元眞理。

大多數美德都伴隨著學習經驗，包括爲了修得美德而需要克服的惡習或負面思想。根除惡習與培養美德之間，具有密不可分的關係。

我們用惡習作爲前進的動力。惡習並非我們的敵人，反而旨於讓我們感到安全與安心，也就是爲我們創造一個「舒適圈」。例如，假使我們對暴力的父／母懷有怨恨，我們就會遠離此人。懷恨的感覺，能讓我們和此人產生隔閡。我們的潛意識在試圖保護我們，雖然也會讓我們保持懷恨心情，不過懷恨情緒也常與正向的人生課題有關。

有些人無法精通美德的原因之一，是因為他們對第三界的依賴，以及他們與家人朋友的關係。他們害怕如果自己的靈性進程過快，可能會超越三維空間而將親友拋在後頭。你絕對想不到，你的靈性能量有多愛第三界的親友。

然而內心深處，靈魂已經知道自己必須培養美德。它會創造出一些情境，以便我們可以為了達標而培養美德。因此，我們生活中看似錯誤的事情，以更高視角來看並沒有錯。我們創造各種負面（或正面）情況，以提高自身的振動程度。正是我們對這些情境的反應，決定了我們在日常生活經歷痛苦悲劇、或快樂幸福感受的深淺度。

我們的考驗即是不受第三界所有負面情緒的影響，好好生活在純愛的狀態之中。做到這一點的方法之一，就是體悟我們創造出什麼樣的人生處境。我們的靈魂的確不斷在創造具有學習意義的人事物。但是當我們集中意念，我們可以覺察到靈魂想要創造什麼。

例如，假使造物主要我學習如何親切待人，那麼我可以每天出門，親切對待十個人來學會當個親切的人，而非透過困境來學習。這樣能讓我們專注於自己應該做的事情，那應該是我們的神聖時機。我們的神聖時機是我們來到這裡的原因——也是我們今生的使命。

---

❶希塔療癒的一切療癒技巧，均需在希塔冥想路徑引導下，先連結擁有無條件愛且能量最高善的宇宙能量創始源頭「第七界」，讓意識在處於第七界的狀態下，再視療癒施作／練習需求來連結第一界至第六界。如果沒有透過第七界的最高善能量來幫忙過濾第一界至第六界的訊息，而直接連結第一界至第六界，就會受到第一界到第六界自己的規則制度所約束。

你的靈魂已經明白很多我正在教導你的事情。它知道神聖時機的一部分，就是來學習某些美德。即便是以師者身分來到地球的揚升大師，也願意學習更多額外的美德。

重要的是能夠隨心所欲落實美德。

修得美德以彎曲法則

擁有美德固然重要，但能夠引導我們的思想並以友善、愛、和諧和謙卑的方式表達它們也很重要。具備足夠的美德就能產生上述能量，進而影響法則。比如第四界和第五界的跨維度存有，同時與我們共存於第三界和我們維度以外的空間，並且具有隨意轉換維度的能力。祂們發展出這種能力的方式，即是精通美德來接軌及彎曲法則。一旦你達到可操縱法則的適切振動程度，法則就會開始與你互動並提供信息。

宇宙的結構是由法則編織而成。有一種方法幾乎可彎曲所有的宇宙法則，那就是「意念」。但是，意念必須是純淨的「輕盈意念」，而且你得精確引導意念，進入萬物起源的原子結構當中。

爲了理解如何運用意念來彎曲特定的宇宙法則，你必須知道法則的神聖名字，你的思路必須具備足以觸及該法則思想型態的高頻振動——也就是說，你必須具備適切的美德。

大多數的聖書，包括《聖經》《妥拉》、佛教《法句經》《薄伽梵歌》和《古蘭經》，都談到欣然接納美德，方能隔絕負面情緒和避免負面行爲。古人明白避免負面意念的重要性。而古代和現代的經文，都教導我們純淨意念的力量和美德的重要性。所有的宗教經典都告訴我們，要迴避嫉妒、厭惡、貪婪和懷恨等邪惡的意念。雖然古代的智者不像我們現在這樣，能直接理解情感分子的作用，但他們仍然可以本能地理解，負面情緒會在生活中造成問題。

因此，我們過去曾多次得到美德的教導。然而，由於我們自身的局限性，我們只能接收到片段的訊息。接受這些知識需要極大的靈性勇氣。而在早期，無論是統治階級還是大多數人都不具備這種致力於美德的能力。時至今日，這種情況正在改變。

培養美德固然重要，但你必須能夠以正確的方式融會貫通與應用。操縱法則的時候，你可能只需要具備一點某種美德特質，但會需要運用到許多其他美德的能量。而希塔療癒師一向如此。他們上七到造物主的空間，具象化療癒的時候，不僅使用信心美德，還使用平心靜氣、善良、寬恕、感恩、接納、求知欲、希望、服務心、勇氣和慈悲的美德。我們必須結合上述美德，才能持續地穩定施作療癒並且啓動每一種法則。美德能將我們的振動頻率提升到可以理解、連結法則的程度，同時以純粹的方式彎曲法則。悟出我們其實一直與一切萬有保持連結，是我們與生俱來的權利，但美德讓我們以保持純淨振動頻率的方式，去產生想要領悟此連結的渴望。

如果使用某法則所需的五種美德裡，你只擁有其中三種，那麼你或許不大可能成功請求上帝施作即時療癒。如果你缺少某特定美德，而你的靈魂決定連結眞理法則，那麼你的生活就會自動出現一些事情，來製造獲得該美德的機會。於是，你的人生將開始充滿考驗。

精通美德

要怎麼知道自己的學習已經足以精通某種美德？就是從自己已經精通這項美德，練習並感受內在的變化去認定。你一定會感覺到變化，尤其是當你意識到宇宙正試圖教會你什麼課題。生活並非來折磨你，而是來教導你。

這是覺醒的一部分。覺醒的意思是，了悟到你是第五界的存有，生活在想要在第五界層層晉升的幻相裡。

你修得的美德越多，就越容易與人打交道並理解他們。你做的療癒越多，你接觸到的人就越多。你接觸的人越多，你改變的人就越多。你改變的人越多，你在第三界的頻率就越高，以便爲下一次進化做好準備。

這樣一來，修得美德等於帶來晉升到新進化境界的可能性。精通某種美德，會改變某種思想型態的頻率，進而連結得到特定的法則。特定美德會與特定法則相連，因此我們始終都可以運用這些法則行事。

法則的美德

我們需要具備以下美德，方能彎曲法則：接納、果斷、眞實、美麗／美好、信念、勇敢、關懷、魅力、清晰、乾淨、機伶、承諾、溝通、慈悲、自信、思慮、知足、堅定、合作、勇氣、創造力、好奇心、奉獻精神、超然、決心、全心投入、尊嚴、耐力、享受、熱心、卓越、公平、信心、靈活彈性、專注力、寬恕、堅韌、友善、慷慨、溫柔、優雅、親切、感恩、和諧、樂於助人、誠實、榮譽感、希望、謙卑、幽默、理想主義、想像力、正直、智力、喜悅、正義感、善良、愛、忠誠、憐憫、適可而止、謙虛、道德、高尙、樂觀、井然有序、熱情、耐心、和平、毅力、具有玩興、周全、純粹意圖、使命感、可靠、尊重、責任感、敬愛、自律、服務心、眞誠、同情心、機智、自制力、不屈不撓、懂得表達謝意、寬容、信任、坦率、理解力／諒解、團結、遠見、智慧和求知欲。

以下內容舉例說明美德與惡習此類思想型態，能爲我們帶來何種收穫和阻礙。

服務心的美德

我剛開始做療癒時，我變得沉迷於即時療癒的能量。當第一次見證即時療癒發生，你會感到快樂、對世界充滿愛的感覺，而且至少持續一、兩個小時，直到某些事情把你拉回來。當你在越來越多的人身上體驗到即時療癒的能量，幸福和愛的感覺就會持續更久。在某些情況下，一個人得到即時療癒後，其他幾個人也會即時獲得療癒。這種情況發生時，你不管到哪裡，都會保持愉悅的心情長達兩、三天，甚至開心到可以不吃不睡。

當這種情況第一次發生在我身上時，出現一個副作用：當亢奮感消退，我變得沮喪、悲傷和暴躁。由於我工作一整天經歷這些心情起伏，因此當我終於可以下班時，我得先洗個澡來洗掉我一整天五味雜陳的感覺，才有辦法與任何人交談。後來，我學會了與一切萬有能量保持連結，我才不會再有這些情緒波動狀況。我訓練自己的意念，能夠清楚我隨時都與第七界相連。**這股能量不是只有連結我；但我確實連結得到此能量。**這股能量並非先連結我，因為我們都與一切萬有相連。我無法控制整個世界，但我是這個世界的一部分。所以，我可以移動這股能量並創造出我需要的事物，這樣我才能進步。

我發現若我付出額外的努力，將他人的需求置於自己的需求之上，並且多花些時間與生病的人相處，我維持這種能量的時間會比較久。我從中學到的課題，即是服務心的美德。

寬容的美德

為了了解我們自己和了解他人，培養寬容美德非常重要。寬容對待我們周圍的世界，能讓我們看清楚這個世界。若我們無法眞正的寬容，就看不見眞相的全貌。如果有人來找我們療癒，我們只看好的面向卻不看壞的面向，那我們等同推開眞相，因爲我們沒有足以看見眞相的寬容之心。如果我們想看見他人的內心世界，我們必須具備看到眞相的能力，而這項能力的先決條件即爲寬容的美德。爲了能夠預見未來，我們必須對人類抱有眞正的寬容心。許多人無法成爲優秀療癒師的原因之一，是因爲他們不喜歡自己的同胞——也就是其他人類——更不用說喜歡自己的身體了。寬容意指能夠順其自然，可幾乎不大受影響地繼續前進。

我能夠洞察學員人生的原因之一，是因爲我知道自己有能力去愛他們，並接受他們在人生中所做的一切，儘管我不認同他們的所做所爲。我知道自己是以純粹的起心動念來幫助他們，因爲我不會強加自己的意見，而是盡我所能地讓一切萬有造物主透過我來傳話。

如果你在生活中發生了奇怪又有壓力的人際狀況，很可能是因爲你正在學習「寬容」的美德。

勇氣的美德

勇氣並非無所畏懼，

而是判斷出比恐懼更重要的事物。

你或許無法永生，但過度謹慎或許會剝奪自己體驗「活著」的感覺。

勇氣即是面對恐懼並堅持到底。有時我們認爲自己是在對抗邪惡，但其實是自己內心的恐懼在與我們作對。但即便是對抗自己的恐懼與壞習慣，我們還是能夠有所成就，就算看似對我們不利也無妨。這就是爲什麼精通勇氣的美德很重要。

勇氣是將眾多美德串聯在一起的美德之一，因爲若沒了勇氣，許多美德都不會存在而分崩離析，因爲我們需要勇氣才能學會美德。我們應該要有勇氣說「讓我們試試看這是否有效」、有勇氣說「我在向造物主祈禱」，以及有勇氣說「我相信一切萬有造物主」或者至少說「我相信」。

若你施作的療癒只在某些時候起作用，那麼你的大腦中可能有一個較低層級的思想型態在阻礙你。我們需要勇氣，才有辦法覺察到這些異常的思想型態，甚至需要更多勇氣來清理這些意念，好讓療癒產生效果。

勇敢的美德

勇敢與勇氣的能量不同。勇敢意指不帶任何恐懼。這是我們本來就擁有的偉大美德。我們需要勇敢和勇氣來度過人生。往往是先擁有勇氣美德，才會培養出勇敢美德。

寬恕的美德

「喜悅」等諸如此類的美德，你無法用「弄假直到成眞」的心態修得。因爲喜悅是一種必須在靈魂層面上學習的美德。唯一能夠「弄假直到成眞」的美德即是寬恕。我們可以藉由一遍又一遍地重複純粹念頭「我原諒你，我原諒你，我原諒你」，直到最終培養出純粹寬恕的美德。

寬恕的振動頻率如此之高，以至於光是說出這個詞就能夠保護你。寬恕他人可以化解負面的能量和念頭，並將這樣的化解能量迴向發送負面意念的人。

《聖經》說要原諒你的敵人，即可保護你免受他們的傷害。寬恕即是最高善的保護力量。

θ

寬恕帶來的保護效果

大多數人都能想到一個不喜歡我們、甚至是討厭我們的人。請別誤解我的意思——你多數的「敵人」，不值得你花時間應對，但我希望你想一個將負面意念發送給你的人，或者在生活中錯待你的人。你一次只能想像和一個對象做這個練習。

θ

1.上七與造物主連結（參閱第41、42至43頁），然後想像那個傷害你的人就站在你面前。
2.想像你告訴這個人，他／她是如何傷害你、對你做了什麼事。
3.想像你告訴這個人，你原諒他／她對你造成的傷害。你說完後，請觀察對方的反應。

如果在你的觀想裡，對方依然站在你面前並且表達歉意，表示他／她對自己做的事情感到懊悔。如果你意識到他們深感懊悔，那麼寬恕的能量將保護你，你不再會因為對方發送給你的任何憤怒思想型態而受傷，也會讓你以慈悲心看待對方。

如果對方在你的觀想中化為灰燼，表示他們沒有悔意，這也會帶走你所有的負面思想。那個充滿惡意的人得處理自己的負面思想，而且不會再對你產生影響。也就是說，你已經完成了需要從此人身上學到的課題，你也不再會因為對方感到困擾。

θ

如果對方在你的觀想中，依然站在你面前不發一語，表示你還沒完成需要向對方學習的課題。因此，你必須針對此情況來處裡信念。隨著你逐漸解開向此人學習的義務，此人在你觀想裡的影像就會越變越小。

在某些情況下，此人會向你道歉，並可能會做出補償。

無論如何，寬恕是最強大的保護力量。因為當你對某人說出「我原諒你」，表示你不再接收來自對方發送的任何負面能量。

批評的惡習

最容易陷入的惡習之一，就是批評自己和他人。只要我們過度批評，就無法走出舒適區並獲得圓滿的開悟。當我們練習希塔療癒時，必須能夠擺脫（或至少控制住）我們的批評傾向，至少要在我們進行療癒的時候做到。

人類是很有趣的生物。由於生存反射能力，我們長期以來一直將自己與他人進行比較，以至於形成一種集體潛意識編程，甚至成為一種本能。我們經常將自己的智力、健康和身材與他人做比較。我們會互相比較穿著、珠寶首飾，甚至賺多少錢。

要擺脫這種習慣和其他類型的沉重思想，可能需要一些練習。然而，一旦你有意識地以此爲目標，造物主就會給你大量可進行此練習的對象。在你精通這種美德之前，你會遇到如鏡像反映出你沉重思想型態的人。

批評是一種沉重的思想型態，並且會迅速降低你的振動，阻礙你向前邁進。地球上有很多人不想進步，說到底還是要由我們自己做決定。但這是歷史上唯一一次能讓我們在一生中獲得全部美德的機會，而非每一次轉世僅學習一、兩種美德。

我們爲什麼能夠在此生成就所有美德呢？因爲我們本來就具備了啊！我們早就擁有這些美德，我們只是需要用這個第三界的軀體來回想既有美德。我們有機會整合靈性的自己和肉身的自己，並且覺察我們已經擁有的美德。否則我們該如何向大師之子們傳授愛呢？

我們每次喚醒他人、給予他人希望和愛以及促成他人改變，都會讓我們的靈魂層升級。我們當中或許有人想要提升到更高的靈魂層級，才能幫助到數百萬人，而不僅限於幫助少數人。有些人會寫書來喚醒百萬人，有些人則會教課來喚醒百萬人。我們大多數人不太可能只滿足於喚醒一人，但我們都應該謹記，即使你只喚醒一人，那個人也可能再去喚醒百萬人。無論如何，我們本來就是帶著喚醒他人的義務來到這裡，我們有能力達到無限成就。

自我主義的惡習

總是阻止我們培養美德的惡習之一，就是自我主義或自負。此惡習會帶來業力。我在許多客戶和學生身上目睹了此情況。以競爭心態爭奪「最佳療癒師」的名號，即是自我主義的最佳例子。請記住，**最好的療癒師是一切萬有造物主，而我們的工作是去見證療癒。**

再舉個例子，我班上有很多人自稱他們可以說出我在想什麼。一般來說，他們說的都完全錯誤。他們告訴我的是他們腦中的想法。他們的自我主義無法讓他們看到眞相。

自負和認可自己有天賦是有區別的。自我主義會阻礙你使用許多技能。如果你太自負，就會阻礙你成爲眞正的自己，也無法學到你需要學會的事物。你眞的有某些特質，還是你只是覺得有？或許你的靈性面過於急躁，你的小我便自然而然讓他人迴避你。

小我並不是壞事。健康的小我決定了我們的穿著方式和言行舉止；小我定義了我們。但自我主義是指我們認爲「一切以我爲中心」，甚至可能近似自戀。一個自負的人認爲每個人都爲他們而存在。了解小我和自負的區別很重要，我們才能將小我控制得當，避免自我主義可能導致的問題。

保持小我平衡的一個好方法，就是擁有愛他人的能力，因爲他人需要被愛。也許這樣會讓我們變得有點脆弱，但是我們許多人來第三界之前，已經許下喚醒人們的承諾，也就是我們必須試著幫助他們。

當我們見證上帝進行療癒，我們也可能獲得成功療癒和解讀的經驗。這就是爲什麼我們永遠都將功勞歸於造物主／上帝，因爲上帝就是療癒者，而我們是見證者。如果療癒師對此感到困惑，宇宙總有辦法爲他們釐清。我有時會在剛接觸希塔療癒的學生身上看到這一點。在上完第一堂課後，他們可能會突然認爲自己是專家，實際上他們才剛剛開始學習。

「有自信」意指知道自己能夠見證一切萬有造物主進行療癒，而「自我主義」則是把療癒的功勞歸功於自己。了解這兩個概念之間的區別非常重要。

解放思想

我相信，如果我們能夠以正確的方式維持並專注於適切的美德組合，即使只有幾秒鐘，我們也可以移動和折疊宇宙，並將我們從一個星球傳送到另一個星球。然而，許多人在面對這種可能性時，會表現出沉重的情緒，好讓自己可以駐足於此實相並留在原地。我們創造出這些感覺，讓我們無需邁出靈性進化的下一步。這就是爲什麼覺察得到自己是否產生負面情緒、且有意識地重新調整思想如此重要的原因。（這並不表示我們應該因為有這些感覺而生自己的氣，我們只是需要重新調整想法罷了。）

每當我們執著於某種情況或某個人帶給我們的負面感覺，這些情緒就會讓我們處於「安全區」。這是什麼意思呢？或許我們的祖先從未跨過他們DNA裡某個特定發展階段，因而產生這個「安全區」。若我們超越這個DNA中的「安全區」，我們不僅會改變自己的生活，還會改變那些祖先的生活。我們這一生所成就的一切都會透過型態形成場，以某種方式投射在我們前代與後代的遺傳DNA。藉由改變我們的DNA，我們可以改變未來和過去成千上萬的人。這表示我們這一生所做的事情，有可能產生我們完全沒有意識到的重要性。也就是說，我們DNA蘊含的情感成分亦敵亦友，關鍵在於我們是否有辦法覺察得出來。

儘管清除DNA中的負面信念很重要，但培養與法則合作所需的美德也很重要，例如彎曲時間或移動物質，因爲這些技巧能啓動療癒效果或帶來進一步的療癒進展。

即使是第五界的大師，也必須在七界各界有所進步。因此，我們會遇到人生課題，這些課題是來教導我們學習與法則合作所需的美德。我們內心深處知悉自己在這一界必須精通哪些美德。只要我們繼續前進，我們在這裡能做的就是無限的。

爲了彎曲宇宙法則，我們必須先與一切萬有的第七界能量連結，並意識到我們其實與萬物相連。而實現此領悟的方式，就是運用希塔腦波和體驗愛的純粹能量。

當我們領悟到自己與造物主並未分離時，我們就可以指揮自己的思想。如果這些思想是以善良和愛等美德爲後盾，我們就可以穿越宇宙。但是，如果我們的思想以懷恨爲支柱，思想意念就無法以超過光速的速度穿越宇宙。

第一步是了解一切萬有能量。一旦我們領悟到自己是此能量的一部分，我們就可以將意念集中在想做的事情上。我們上七連結造物主並集中注意力。重點在於專注力。而保持此專注力的唯一方法，就是修得必要的美德和特質。

這一切都與我們的神聖時機，以及來到地球的使命交織在一起。無論我們想在地球學習什麼主題，我們都會創造許多事件來學習此主題。例如，若我們想擁有實力，我們就會創造出需要實力的情境。

我們的潛意識和靈魂的神聖時機，非常清楚我們與七界各界的互動，以及我們具有發展特定美德的需求。祂們早已知道我們正在探尋哪些特質。因此，重要的是探索我們人生的來龍去脈，釐清我們正在創造些什麼，並避免允許潛意識爲了獲得某些特質而失控到創造險境。

θ

以最高善的方式修習美德

1. 試問自己以下問題：

「我的生活中發生了什麼事？」

「我現在遇到什麼樣的考驗？」

θ

「為什麼我會遇到這些考驗呢？是我為了獲得美德而創造出這些考驗？還是我需要處理自己的信念？」

「我在學習哪些美德？我目前正在精通哪些美德以便增長法則方面的知識？」

「我是否已經精通目前在學習的美德呢？」

2. 為了獲得可修得某美德的全部特質，請上去第七界（參閱第41、42至43頁）並請求造物主，幫你下載你缺乏的特質。

3. 試問自己：「我是否害怕修得新的美德呢？」

4. 寫下你的恐懼，才能加以釋放。

5. 你是否想要將自己已經具備的每種美德都放大十倍？請寫下你已具備的美德，以及你希望放大的美德。

6. 寫下你有能力彎曲的法則。

7. 你的「小我」是你的益友嗎？還是小我已經失控？

下載美德（請上七請求下載這些特徵）

「我可以善良。」

「無論我到哪裡，我都閃耀著上帝的璀璨光芒。」

「我散發慈悲心。」

「我散發善意。」

「我散發具有高振動頻率的幽默感。」

應用正面信念

在希塔療癒的發展過程中，我們學到最重要的事情之一，就是我們不僅從負面信念創造學習機會，也會從正面信念來創造此類機會。**但如果我們沒有把握住正面信念並應用到生活中，我們很可能會重蹈覆轍負面信念。**

我們的負面信念之所以產生，是因為它們對我們有用處，並且在某種程度上，我們也希望有這種效果。因此，當處於希塔狀態時，我們絕對要意識到自己投射的思想型態。這就是為什麼除了從造物主那裡下載感覺外，以挖掘轉換信念的方式來刪除和替換負面編程也很重要，才能讓我們的思想達到純淨的境界。

我們在處理信念的過程中，要找到負面的底層信念、看看它效勞我們的方式，以及我們可從中得到什麼。重要的是要體悟到我們已經學到什麼，才能繼續前進並清除負面信念。

θ

處理「覺得某事物不可能發生」的信念

你如果有「覺得某事物不可能發生」的認知，可能會需要花點時間處理信念，來改變這樣的認知。但是清除「某事物不可能發生」的相關信念，能夠解放你的思想，讓你擺脫第三界的集體意識枷鎖。對某些人來說，他們認為人類不可能運用意念來療癒他人。

能量測試：

「我們不可能用思想意念的力量施作療癒。」

「我們不可能與法則連結。」

「我們不可能彎曲法則。」

「我們不可能修得美德。」

「我不可能解放我的思想意念。」

「我不可能開發靈通力。」

運用美德來培養能力

如果你能一次保有多種美德的振動數小時甚至數天，你會做什麼？問問自己，如果你發揮所有能力，會發生什麼事？你的振動是否會高頻到足以讓你跨出這個三維世界，並回到你原本來自的地方？你可能會發現自己對此有所恐懼。然而這是沒有任何根據的，因爲除非你完成自己來這裡要做的事，否則你並不會回到第五界。

我們可以在第三界發展許多能力。我們可以從我們的DNA、前世或不同的時間或地點來找回能力。儘管療癒能力和薩滿能力會透過DNA傳承下來，但同理心和情緒的療癒能力都尚待精雕細琢。雖然有些能力可透過基因傳承，我們卻也同時繼承靈魂能量所賦予的能力。我知道當我來到這裡，我帶上了具有靈性本質的古老知識。我帶著連結天父天母的知識來到此生。我知道自己以前教過希塔療癒。當我在教課，信息會自動湧入我腦海，這是因爲那都是我已經知道的知識。

有可能我們的祖先是偉大的療癒師，卻因自己的才能遭受酷刑或殺害。我們也許具有療癒的能力，但這些祖先的恐懼可能會阻止我們充分發揮潛力。消除這種恐懼，或許有助於顯露這些療癒能力。我總是將自己的能量調整到第七界的耀眼白光，這樣我就不會有任何恐懼。當你觀想自己與那道耀眼的白光合一時，恐懼就消失了。

有些人認爲很多能力和特質具有負面本質，但我們應該謹慎思量這樣的想法。舉例來說，固執並不是壞的能力，自信也不是。

無論我們帶入何種能力來到此生，重要的是同時帶上如何運用能力的智慧。想想你在靈性層面擁有的能力。以靈視力爲例，你或許可以讀到一個人的想法，但是要能讀到一個人的心，可就完全不同了。當你能讀懂某人的內心時，你就有能力看透他們的人生。

其他能力包括減慢時間、見證療癒，以及最重要的能力之一——「善良」。

善良

我天生善良，我也在我某些孫兒身上看到同樣的特質。你可以從他們的眼神中，看見他們靈魂深處的慈悲心。你會時不時發現，當他們看到人性的偏差時，會出現慈悲和憐憫的目光。

我曾經和我九個月大的孫子，進行一次有趣的心靈感應對話。我們開始用口齒不清的兒語來回聊天，然後開始大笑。他向我解釋，人類在他眼中的樣子是多麼有趣。他告訴我，當我們自視甚高、開著車、對自己過於嚴苛時，我們是多麼搞笑。他觀察到我們成年人有多麼戲劇化，以及我們浪費了這麼多時間在不重要的事情上。他告訴我能夠移動自己的身體是多麼酷。他用愛和善良而非嘲笑的意念，來投射這種能量。他小小的身體裡，蘊藏著一千年的智慧。這種智慧和善良從何而來？答案是來自他的靈魂和DNA。

我一樣能夠輕易展現這種具有同理心的善意。不過，如果你是這樣的人，你可能不一定會說出你的想法，而是坐在角落觀察，因爲你不想說出任何會傷害別人感覺的話。這是因爲你確實可以眞切感受到他人的感覺，而這是作爲療癒師所需具備的重要能力。

療癒

有些人比其他人更擅長療癒是有原因的，因爲他們具有促成療癒生效所需的美德。

當某人發願成爲更優秀的療癒師，所有的「恐懼、懷疑和不相信」的議題都會浮出檯面，等著他們清除，因爲這些議題都是會阻礙他們的負面信念。如果他們沒有意識到這些浮現的議題所代表的意義，那麼清除過程可能會是一項挑戰。

在我的某堂課上，一位女學員來找我說：「維安娜，我請上帝讓我成爲更優秀的療癒師，但現在我不想再與療癒有任何瓜葛了。因爲當我回到家，我所有家人都病了，而我不得不療癒他們！」

既然她發願成爲更優秀的療癒師，那麼實現此心願的最佳辦法就是療癒大家。所以上帝給了她很多人，讓她可以練習療癒能力。

這就是可能會出現在你人生中的小課題。你的靈魂已經清楚祂需要何種經歷來有所成長。因此，進入你人生的人，可能是來教會你耐心、慈悲和寬恕的美德，儘管他們讓你痛苦不堪。但是如果能精通這些美德特質，你就能以更良好的振動頻率度過人生。你會領悟到這些情況都是學習的機會，而非讓你感到悲慘。然後，你就可以將自己從「必須透過戲劇化情境來學習」的狀態中解脫。

施作療癒時，你不能評判或批評個案，你必須要有「以慈悲心對待他們」的能力。因此，若你精進此類美德特質，你的療癒能力就會開花結果。

我剛開始教學時，我很快意識到每個人學習希塔療癒的原因各不相同。有些人只是想學習此療癒法，但沒有要以此爲業。有些人是來療癒自己的身體，例如療癒自己的身體、療癒一些親友，他們使用希塔療癒的範疇大概是這樣。也有些人學來傳授他人，而沒有固定施作療癒的習慣。

從這個角度來看我的學生，我可以理解有些人爲何有辦法運用我教的方法，有些人卻無法。很多時候是因爲他們沒有足夠多的療癒／對練經驗，來獲得他們需要的熟練度。這些年來，我在各種不同的情況下，療癒過成千上萬的人，並非每個人都有機會擁有這種經歷。但多累積療癒經驗，只是答案的一部分。另一個同等重要的面向，在於神性的溝通交流，這就是七界概念能派上用場之處。

在我的第一本書中，我教大家上七連結造物主。希塔療癒旨於透過與造物主溝通來替他人服務。一個良好的希塔療癒師，應該以「能夠連結造物主並與造物主溝通」爲首要目標。但是對於想要繼續發展療癒能力的學生來說，希塔療癒還有許多博大精深的知識技術可以學習。

我與上帝曾針對見證療癒來進行對話。我問道：「爲什麼不是每個人都有辦法見證療癒呢？畢竟那是他們與生俱來的權利啊。」

上帝告訴我：「維安娜，這是因爲他們缺乏善良的特質。善良是促成療癒生效的關鍵。」

然後我探究了一個問題，就是爲什麼有些人是優秀的療癒師，而有些人卻不太擅長？我發現有些人確實對療癒技巧有一定的了解，但不知爲何就是無法應用。他們責怪上帝、責怪客戶／個案，然後責怪他們的老師。他們沒有體悟到，原因出在他們自身的思想，或者是他們缺乏某些思想。

我們亦曾見過學生犯另一種錯誤，就是認爲自己是造物主，施作療癒和解讀的人是他們自己。當他們這麼想的時候，在他們眞的需要成功時，最終都會失敗。

爲了能夠見證以完成療癒，你必須精通「平心靜氣」的美德。請你回想一下，自己是否曾經有被別人惹毛而很想揍人，卻沒有眞的出拳的時候？在你踏上療癒旅程的過程中，有時候你會想要嚴厲批判對方，但這樣會改變你的振動頻率。爲了具備療癒的能力，你必須擁有慈悲心。慈悲是法則，同時也是美德。

對療癒的信心

當時我們剛搬進位於蒙大拿州卡利斯佩爾（Kalispell）的房子，我女兒芭比帶著我的孫子們，興奮地過來新住處。屋裡亂七八糟，到處都是箱子。小男孩們精神抖擻，開始興致勃勃地探索家裡每一個角落。他們主要待在樓上的儲藏室，那裡確實很適合他們玩耍。他們快樂地嬉戲了一段時間，我的大孫子雷明頓突然衝下樓來，他的眼睛因爲蕁麻疹而腫得幾乎張不開。

我害怕極了，因爲我知道他有可能會發生過敏性休克。我告訴芭比：「快點帶他上車，我們去醫院！」

但她平靜地看著我說：「別擔心，媽媽，一切都會沒事。我們沒有時間送醫，你幫他療癒就好。」

於是我冷靜下來，上七見證了小雷明頓的療癒。

幾分鐘後，腫脹開始消退。隨著時間過去，雷明頓的眼睛完全消腫，他安然無恙。顯然是儲藏室的地毯有某種物質引起了過敏反應。我從來沒有見過如此迅速發作或退散的過敏反應，但眞正驚人的是芭比對她母親純粹的信心。

療癒要能產生效果，會需要一點信心加持。這就是爲什麼希塔療癒能與其他療癒法和宗教整合運用的原因——也就是讓你保持信仰。你接納這樣的信心並加以運用。對慈愛的上帝有信心，等於允許事情發生而非有所抗拒。你還必須具備感恩的美德——也就是懂得感謝。你必須有求知欲，並理解上帝對「希望」和「服務心」的定義。你必須以服務同胞爲重，才能使療癒發揮作用。如果療癒無效，是因爲缺乏上述某些特質。

當然，在生理或心理層面有自我毀滅傾向而不願復原的人，我們也無法強迫他們好起來。對於有些人來說，他們內心深處有某種原因並不想接受療癒。這一點對於某些療癒師來說，可能很難接受。但是，如果我們在進行療癒之前，先幫客戶／個案下載「信心、善良和寬恕」的特質，我們成功執行即時療癒的機率就會大很多。

作爲療癒師，我們的心情也很重要。如果我們在進行療癒之前，上七請造物主加強灌注我們「信心、善良和寬恕」的特質，也會改變療癒結果。因此，每次施作療癒，最起碼要具備上述特質。如果療癒並非每次都有效，可能是因爲缺乏這些特質。

而另一個需要注意的重要面向是，你施作療癒的效果可能一直很好，突然間你與妻子、丈夫、母親或老闆發生爭執。之後再施作療癒，就會不太順利。這表示有其他情緒意念已經潛入你的生活，並改變了你的振動。我曾在第一本書中談到會默默對你產生療癒影響的情緒意念，也就是懷恨、恐懼、懷疑和不相信。

爲了能夠施作療癒，你必須清除「懷恨」情緒。這並不代表你必須完全根除懷恨，而是在療癒的那一刻，你的能量場不能有任何憤怒或懷恨情緒。你必須要能夠上七，並連結平靜時刻純粹的愛。雖然我們有權使用這種愛的能量，但我們也要能夠維持此能量本質。

透過練習，你可以逐漸加強與美德的連結。這些正面情緒在你的生活中相互作用得越多，負面情緒就越無法將你往下拉。

你必須先連結到一切萬有能量。當你領悟到自己從未與此能量分離時，造物主就會向你展示見證療癒的方法。然後你就可以上七見證療癒，但你必須具備應有的美德，才能引導你的意念去完成療癒。見證療癒是每個人與生俱來的權利，你只需維持住剎那間的純淨能量。但爲了做到這一點，你必須在那一瞬間保持住一切萬有能量和適切美德的能量。所以，你必須了解美德並融入到你的生活，以便療癒時能運用美德。當你修得一種美德，你餘生的時間都必須好好活用。

儘管是上帝在進行療癒，但作爲療癒師的我們，必須以見證身分來共創療癒過程，療癒才有生效的可能。我能夠見證療癒的原因之一，在於我有「相信療癒可能發生」的「信心」美德。不過我們都知道，要能促成療癒，還要具備重要的「善良」美德。而我天生善良，我知道如何善待他人。如果你不善良，你就無法成爲良好的療癒師。所以，如果你想成爲更好的療癒師，並祈禱自己可以做得更好，上帝就會制定一個培訓計畫，來讓你從中學會善良或慈悲等美德，或是修得能讓你隨時連結運用「療癒法則」所需的任何美德特質。

爲了促進療癒他人的效果，你需要爲個案拔除足量的「懷恨情緒」，就能在個案大腦創造一個小空間，也等於在時空連續體中創造出一個小開口，如此便能讓療癒發揮作用。

當你明白了必須具備某些美德才能成爲更好的療癒師，下一步就是停下來看看，生活中有哪些可能阻擋你發揮療癒力的壓力。

「療癒法則」即是自由意志的振動，而自由意志法則是無法被打破的宇宙法則，這就是它的特性。因此，我們必須對「療癒」具有一項重要認知，就是「人有自由意志」。也就是未經他人的許可，我們不能對他人進行任何療癒行爲。如果你閱讀本書時，腦子裡有其他想法，那麼這些信息可能不適合你。任何濫用療癒能力的人都必須了解，還有其他法則與自由意志相連，例如眞理法則和正義法則。要打破自由意志這類重要法則的運作，表示直接違背這些法則。上述法則會協同運作，以增強各自固有的特質。

事實上，要失去療癒天賦的最佳方法，就是在進行靈性療癒時做兩件事。一個是否認上帝或一切萬有能量的存在，一個是干涉他人的自由意志，並將自己的意志強加於外界或他人。將你的靈性行爲模式強加於他人，只會讓你以爲自己正在變得強大，導致你可能擁有的任何天賦能力都會出現減弱或偏差的情況。

所有法則都必須透過第七界以及適切的美德來啓動。施作療癒所需的美德包括：接納、慈悲、勇氣、信心、寬恕、感恩、希望、善良、平心靜氣、服務心和求知欲。

這表示你要對客戶／個案的遭遇懷有眞正的慈悲，而不會無法招架他們的悲苦情境。這也意味著，你必須能夠將這些美德作爲思想型式維持得夠久，才能促使療癒生效。

靈通力

與造物主連結的能力，是我們與生俱來的權利。有些人天生就有靈通力，但仍需要培養和練習他們的才能。有些人年輕時停用了靈通力，直到年長的時候才重新開始發展。所有能力都需要練習。

一般來說，靈通力會隔代遺傳，除非父母雙方都有很強的靈通力，並且帶有這種特質的隱性基因。許多人的DNA中，均可能潛藏沉睡的靈通力。

在靈性解讀中，你必須訓練自己要有解讀正確的能力。別讓任何人灌輸你「犯錯沒關係」的觀念。千萬不要向任何人灌輸「不必一直解讀正確」的觀念，而是灌輸「永遠保持解讀正確度才是對的」觀念。我聽過很多通靈者說，他們有百分之十的時候是對的，但通靈者應該要在多數時候都是對的。一個好的通靈者應該至少有百分之九十一點三的時候，能接收清晰的訊息，如果已經練習了三年以上，清晰度則應達到百分之九十七。

爲什麼有些人有靈通力而有些人沒有？這是因爲有靈通力的人其思維模式與其他人不同。你是接受別人定義的實相，還是走自己的路？一個好的通靈者會走自己的路。

在我剛開始做靈性解讀時，我把自己關在一個房間裡，每天做十八到二十次解讀，我才有辦法學到我在本書中告訴你的內容。要是我當初知道向造物主提出正確的問題，學習過程可能會更容易些。不過即便如此，你還是可能會不理解收訊到的某些答案和訊息，至少一開始會是如此。

當我第一次覺察到我現在走的這條路時，我開始有對未來的感知力。在其中一個預感裡，我看見自己位於某金字塔下方的洞穴。我本認爲這不太可能，但多年後，當我第一次去墨西哥時，有機會進入特奧蒂瓦坎（Teotihuacan）太陽神廟下面一個不對外開放的洞穴。當此事發生在我身上時，預感終於說得通了。

這個預感與今生的未來有關。對於預感來說，重要的是知道它們來自哪裡。你應該問的問題是：「這是來自過去、DNA還是未來？」一個好的通靈者能夠以這一世背景爲基礎，區分自己的前世、今生和未來的人生。

好的通靈者能夠看清眞相、擁有善良特質、會動腦活用理解力，以及有包容心。寬容是擁有靈通解讀力的主要美德，因爲你有可能不喜歡在別人腦海中發現的事物。

獲得能力和運用法則的祕訣

爲了獲得特定能力，你需要精通哪些美德呢？以下針對各種能力列舉所需的美德。

不老的能力

我們可以集中意念並療癒身體疾病，是很了不起的事，但我們大多數人都僅止於此。下一步應該是集中我們的意念，來告訴身體可以永保健康、強壯和不老的狀態。這些狀態可以帶來健康的身體。而想要達到眞正的健康狀態，我們需要具備另一組美德。

所需美德：時間法則支配著不老的能力，因此我們需要具備能與時間法則連結的所有美德：善良、愛、純粹意圖、敬愛、眞誠、信任、遠見和求知欲。

阻礙：恐懼和絕望。

靈通力

所需美德：善良、寬容、坦率和理解力／諒解。（請謹記，寬容是擁有此能力的主要美德，因為你可能不喜歡在別人腦海中發現的事物。）

阻礙：懷恨。

療癒的能力

所需美德：接納、勇氣、慈悲、信心、寬恕、感恩、希望、善良、平心靜氣、服務心和求知欲。

阻礙：不相信、懷疑和恐懼。

即時顯化的能力

如果你能即時顯化事物，表示你對幻象法則有所了解。

所需美德：能與吸引力法則、幻象法則和振動法則連結的美德如下：接納、創造力、超然、決心、公平、信心、專注力、寬恕、希望、幽默、想像力、喜悅、愛、忠誠、憐憫、高尚、純粹意圖、純潔之心、寬容、信任、智慧以及求知欲。

阻礙：憤怒、傲慢、懷疑、恐懼、厭惡、懷恨和缺乏理解力。

精通元素的能力

精通地／土、風／空氣、火和水元素的能力，是生命法則的管轄範圍。

所需美德：接納、美麗／美好、堅定、好奇心、奉獻精神、專注力、榮譽感、愛他人、毅力、純粹意圖、眞誠、表達謝意、寬容和求知欲。

阻礙：自我主義。

創造藝術與音樂的能力

光法則和振動法則支配著藝術和音樂的能力。藝術和音樂屬於次要法則。

所需美德：創造力、熱心、專注力、想像力、耐心和遠見。

阻礙：恐懼。

讀心的能力

我相信在遠古時代，我們能夠用純粹思想的力量交談。當我們作為嬰兒來到這個世界時，我們依然能夠以這種方式理解他人。但是為了在大量接收負面能量的環境中生存，我們不再如此。隨著年齡增長，我們的大腦仍然有能力這麼做，但我們已不再運用此能力。

所需美德：讀心的能力受眞理法則支配，因此需要具備能夠連結這條法則的所有美德：承諾、慈悲、信心、耐心、寬容和理解力／諒解。

阻礙：自我主義、悔恨、懷恨以及報復欲。

看見未來的能力

看見未來的能力受到吸引力法則、時間法則以及宇宙記憶大廳支配。

所需美德：慈悲、奉獻精神、全心投入、善良、忠誠、服務心、寬容、信任、遠見和智慧。

阻礙：恐懼。

看見他人真相的能力

看見他人眞相的能力，涉及看見並解讀他人內心的能力。我只要看看某人的內心發生什麼事，就能看見他們有什麼打算，以及聽到他們的想法。

所需美德： 慈悲、善良、寬容、坦率以及理解力／諒解。

阻礙： 嫉妒和懷恨。

瞬間移動的能力

所需美德： 瞬移所需的美德，就是連結時間法則與振動法則的美德：接納、創造力、超然、決心、公平、信心、專注力、寬恕、希望、幽默、想像力、喜悅、善良、愛、忠誠、憐憫、高尚、純粹意圖、純潔之心、敬愛、眞誠、寬容、信任、遠見、智慧以及求知欲。

阻礙： 批評、自我主義和恐懼。

法則及連結法則所需的美德

行動法則

所需美德： 勇氣、希望、愛和耐心。

阻礙：抱怨、恐懼、懶惰和發牢騷。

吸引力法則

所需美德：接納、創造力、超然、決心、公平、信心、專注力、寬恕、希望、幽默、想像力、喜悅、善良、愛、忠誠、憐憫、高尚、純粹意圖、純潔之心、寬容、信任、智慧和求知欲。

阻礙：憤怒、傲慢、懷疑、恐懼、厭惡、懷恨和缺乏理解力／諒解。

平衡法則

所需美德：接納、勇氣、靈活彈性、寬恕、感恩、愛、熱情、耐心、敬愛、寬容、理解力／諒解和智慧。

阻礙：批評和自我主義。

因果法則（業力法則）

我的朋友決定對她行爲不當的兒子召喚業力法則。當她這麼做後，兒子就被逮補了。這是因爲業力法則啓動了正義法則。所以他必須支付罰款——或者更確切地說，她必須爲兒子支付罰款，因為他尚未成年。然後兒子被釋放後，她需要負起監護的責任義務，也因此後來司法制度對她的生活產生很大的控制力。業力與正義法則和 DNA 法則有關，所以影響她兒子的事情，也會影響到她。這就是為什麼你在調用這個法則時，應該格外小心。在運用業力法則時，你最好是清白的狀態，否則它可能會以你沒有準備好的方式來影響你。

信念工作可以非常快速地處理這個法則所需的美德。

所需美德：信念、慈悲、超然、決心、全心投入、寬恕、謙卑、想像力、喜悅、善良、愛、純粹意圖、服務心、坦率、智慧和求知欲。

阻礙：執著於錯誤的信念和錯誤的痛苦、虛榮、害怕前進、強勢和自傲。

慈悲法則

慈悲法則是一個強大的乙太法則，一旦精通此法則，就可以彎曲許多其他法則。

所需美德：愛、耐心、服務心、寬容和理解力／諒解。

阻礙：盲目的傲慢。

維度法則

維度法則在時間法則之下。運用維度法則，即可透過微小的黑洞，移動穿梭於不同空間。

所需美德：勇敢、自信、勇氣、尊嚴、信心、寬恕、想像力、善良、愛、忠誠和遠見。

阻礙：憤怒、厭惡和報復欲。

DNA法則

所需美德：接納、眞實、承諾、合作、勇氣、榮譽感、愛、尊重和理解力／諒解。

阻礙：後悔和懷恨。

電力法則

所需美德：機靈、自信、奉獻精神、決心、智力、愛、忠誠、謙虛和自律。

阻礙：懷恨。

元素法則

此法則涵蓋元素週期表的每個元素。元素法則在自然法則之下。透過此法則可能改變物質的原子結構。

所需美德：行動、信念、信心、專注力和純粹意圖。

阻礙：干擾、缺乏尊重和自私。

情感法則

所需美德：慈悲、謙卑、愛、純粹意圖及使命感。

阻礙：抑鬱、恐懼、厭惡、懷恨和悲傷。

專注法則

所需美德：愛、毅力和純粹意圖。

阻礙：恐懼和懷恨。

自由意志法則

我們無法彎曲、違背或影響自由意志法則。

幻象法則

所需美德：接納、創造力、超然、決心、公平、信心、專注力、寬恕、希望、幽默、想像力、喜悅、善良、愛、忠誠、憐憫、高尚、純粹意圖、純潔之心、寬容、信任、智慧和求知欲。

阻礙：憤怒、傲慢、懷疑、恐懼、厭惡、懷恨以及缺乏理解力／諒解。

正義法則

有一次我召喚正義法則來處理一個狀況，我沒有意識到它的運作竟會如此緩慢。如果你認爲司法制度已經很慢了，你該看看正義法則！正義法則與業力法則密切相關，以至於可能要等到下輩子才能實現正義。當你訴諸正義法則時，它會爲所有相關人等帶來正義，而不僅僅是爲單方伸張正義。正義施展的速度很緩慢，等到它完成撥亂反正的變化後，你可能已經看開當時的情況而不需要它了。

所需美德：行動、寬恕、希望、想像力、喜悅、善良、愛、憐憫和純粹意圖。

阻礙：懷恨和報復欲。

生命法則

所需美德：接納、美麗／美好、堅定、好奇心、奉獻精神、專注力、榮譽、愛、毅力、純粹意圖、眞誠、表達謝意、寬容和求知欲。

阻礙：抑鬱。

光法則

所需美德：接納、美麗／美好、信念、創造力、希望、喜悅、愛、坦率、遠見、見證和求知欲。

阻礙：抑鬱、沮喪、恐懼、哀慟和惡意。

磁力法則

磁力是最強大的能量來源之一。為了彎曲這個法則，你必須修得以下列舉的所有美德。

所需美德：接納、果斷、眞實、美麗／美好、信念、勇敢、關懷、魅力、清晰、乾淨、機伶、承諾、溝通、慈悲、自信、思慮、知足、堅定、合作、勇氣、創造力、好奇心、奉獻精神、超然、決心、全心投入、尊嚴、紀律、耐力、熱心、卓越、公平、信心、靈活彈性、專注力、寬恕、堅韌、友善、慷慨、溫柔、優雅、親切、感恩、和諧、樂於助人、誠實、榮譽感、希望、謙卑、幽默、理想主義、想像力、正直、智力、喜悅、正義、善良、愛、忠誠、憐憫、適可而止、謙虛、道德、高尙、樂觀、井然有序、熱情、耐心、和平、毅力、具有玩興、周全、純粹意圖、使命感、可靠、尊重、責任感、敬愛、自律、服務心、眞誠、同情心、機智、自制力、不屈不撓、表達謝意、寬容、信任、坦率、理解力／諒解、團結、遠見、智慧和求知欲。

阻礙：恐懼、八卦和自私。

運動法則

所需美德：眞實、勇敢、機靈、勇氣、好奇心、靈活彈性、友善、愛、服務心和遠見。

阻礙：強勢和嫉妒。

自然法則

爲了彎曲這個法則，你必須修得以下列舉的所有美德。一旦你能夠理解自然法則，就能夠控制天氣和地／土、水、火、風／空氣元素。

所需美德：善良、愛、謙虛、高尚、和平、毅力、純粹意圖和眞誠。

阻礙：沮喪、缺乏動力和軟弱。

保護法則

所需美德：寬恕（寬恕是最高的保護）。

阻礙：厭惡。

純粹意圖法則

所需美德：清晰、承諾、慈悲、寬恕、親切、感恩、正直、善良、愛、道德和耐心。

阻礙：混亂、批評和八卦。

神聖幾何法則

此法則可用於改變原子結構。

所需美德：機靈、信心、專注力、寬恕、善良、愛、純粹意圖、尊重、信任、理解、智慧和求知欲。

阻礙：恐懼和自私。

思想法則

這是與時間法則一起打開維度的關鍵法則。思想法則並不局限於這個宇宙，而是具有多維能量。

所需美德：你需要修得所有美德，方能精通此法則。

阻礙：批評和恐懼。

時間法則

時間法則能讓你延伸或彎曲時間。

所需美德：善良、愛、純粹意圖、敬愛、眞誠、信任、遠見和求知欲。

阻礙：懷疑和恐懼。

音律法則

所需美德：美麗／美好、信念、創造力、專注力、愛、可靠、敬愛、服務心、遠見和求知欲。

阻礙：抑鬱、恐懼和自卑。

眞理法則

除了慈悲法則外，眞理法則淩駕於所有法則之上。如果你連結到眞理法則並期望它和善地回應你，那麼你會很失望。眞理法則給的答案均一針見血。當你去找造物主，並且你的答案是通過第七界過濾時，你只會得到慈愛的回答。

解讀他人思想的能力，由眞理法則支配。

眞理法則是一種情感類法則。如果要調用它，你必須天生就是、或者願意成爲尋求眞理的人。

所需美德：承諾、慈悲、信心、耐心、寬容和理解力／諒解。

阻礙：恐懼、悔恨、懷恨和報復欲。

速度法則

所需美德：行動、希望、想像力、喜悅、善良、愛和純粹意圖。

阻礙：批評和懶惰。

振動法則

所需美德：接納、創造力、超然、決心、公平、信心、專注力、寬恕、希望、幽默、想像力、喜悅、善良、愛、忠誠、憐憫、高尚、純粹意圖、純潔之心、寬容、信任、智慧和求知欲。

阻礙：沮喪。

智慧法則

所需美德：同理心、善良、愛和理解力／諒解。

阻礙：後悔和哀慟。

見證法則

所需美德：接納、希望、憐憫、自律、坦率和信任。

阻礙：批評、懷疑和嫉妒。

神聖語言

第六界：一切萬有的神聖音樂

世間萬物從最微小的粒子，到廣闊無垠的宇宙本身，都有自己專屬的一種神聖語言，也可以說是一種神聖的音樂。七界的每個存有都擁有聽起來像音律的神聖語言。雖然這種神聖音樂狀似大同小異，但萬物會各自發出略有不同的音律版本。

曾有過一段時間，這些語言是常識，而且地球也會跟我們說話。在第三界的這個實相中，有些人仍緊密地和各界連結，他們仍懂這些界的語言。這些語言具有思想型態的振動，以及跨維度的性質。其中的某些語詞能連結「對宇宙有特殊影響力」的思想意念。（西方宗教裡的「說方言／舌音」〔Speaking in tongues〕是一種神聖語言，聽起來類似於希伯來語或梵語，但與我們現在討論的神聖語言不同。）

第五界與第六界的語言都是神聖音律和神聖音樂。如果你上升到第六界並聽見音樂，你可以請求下載「清晰」美德，以便理解該音律和音樂的神聖語言。

音樂、音律和數字都是通用語言。當你能夠識別出萬物蘊含的音樂並且認得其音律時，你會發現自己可以透過音律來進行療癒。

如果你是第五界或第六界的存有，當你聽到第三界的我們談話的方式，你就會知道我們正在使用我們獨有的音律。你是否有注意到某些人類語言的抑揚頓挫，聽起來比其他語言更像音樂？例如，義大利語、西班牙語或法語聽起來都很像某種音樂。每一種語言都有自己獨特的振動。我相信隨著這些語言在不同文化中的發展，被這些文化耳濡目染的人，大腦也會以不同的方式發展。據我觀察，不同文化背景的人，處理語言的大腦部位也不同，大腦接收語言聲調的方式也不同。例如，我認爲我們用後腦接收日語，用前腦接收英語。

正如身體中的DNA會發出一種交流用的神聖音律，因此體內器官也是以唱頌神聖語言的方式互相溝通。由於我們的身體就像是宇宙的縮影，因此這種神聖音樂不僅存在於身體之內，宇宙本身也一樣使用類似的神聖音樂來交流。每個世界都有專屬的獨特歌曲，在星球之間互相傳唱。每個太陽系都有自己的神聖音律。每個星系都有自己特殊的交流之歌，依此類推，直到宇宙本身，它也有自己交流用的神聖音律。甚至光的本質也有自己的音律和振動。每一界都有自己特殊的交流音樂，各界以這樣的音樂互通有無，來融合彼此之間的能量。

第六界不僅掌握了在人體中創造平衡的音律知識，還擁有可以改變任何細菌或病毒振動的音律知識。正是通過振動法則，我們學會了與宇宙交流的音律和神聖音樂。

我們可能有著「我們只能理解從小學習的語言」的信念，因此我們需要下載一切萬有神聖音樂的真正語言知識。而這種神聖的音樂語言，即等同於第六界和第七界。

θ

第七界神聖語言的下載步驟

所需美德：公平、信心、專注力、想像力、喜悅、純潔之心、信任和求知欲。

1. 上升至第七界（參閱第41、42至43頁）並且下達指令：「一切萬有的造物主，我下指令／請求以最高善的方式，理解七界各界的神聖語言。」
2. 見證神聖語言的知識進入你生命的各個層面。
3. 當你結束時，請用第七界能量洗滌自己並且保持連結。

神聖語言的下載指令

「一切萬有造物主，我下指令／請求下載：

有能力理解第六界以音樂、音律和數字所構成的通用語言。」

除非我們有一個音律或名字，或者先上七找造物主，否則我們無法接軌前六界的力量。而造物主可以觸及應用萬事萬物的力量。

若你清除的信念編程夠多，然後你意識到自己有能力彎曲湯匙，你就能理解第三界的物質結構以及一次使用多界的力量。

在過去的累生累世，我們之中的許多人都曾是煉金術士、薩滿巫師和聖人聖女。而與這些身分有連帶關係的古老規定、規範，均與各界相連。然而，如果你先去到第七界，就可以觸及這些能量，而不需要受到第七界以下各界規則制度的約束。你還必須了解，有些「特別的力量」並非無中生有，每界都遵循這個簡單的法則。而在第七界，那個「特別的力量」就是一切萬有能量。

神聖之名

在某個遙遠的過去，我們都知曉每一界的神聖語言——包括被遺忘的礦物、動物和植物語言。而重新找回這些被遺忘語言的第一步，就是知道我們的聖名。

每一個存在於七界的生命，在各界都有一個聖名。其實我們每個人在每一界裡，都可能有四個靈魂名字。請向造物主詢問你在每界的名字並耐心等待。如果沒有馬上出現，請相信這個等待過程，神聖名字最終會出現。有時候，有些人在詢問自己聖名時，會因爲名字沒有出現而感到有壓力。但是當晚他們準備睡覺前，聖名就出現了。

請記得，有些名字會被視爲音律，或以音樂的形式出現，從而改變人類的振動頻率。一旦知曉自己的聖名，我建議別與周圍的人分享，讓每個人都知道你的聖名並不是一個好主意，因爲對你而言這是神聖的象徵。請別將聖名放在名片上分發出去。

你的聖名佔你自然振動頻率很大的比例。如果你知曉某人的振動，你就能做出很多了不起的事情。你可以利用墮落天使（這是我稱呼祂們的方式）的聖名，將祂們送到光。詢問造物主，就能得知祂們的聖名。

處理細菌和病毒的方式也是這麼做。自然界中的一切都有自己的振動，如果你知道對方的振動頻率，就可以加以運用。例如，當你透過病毒的聖名而了解它的振動特徵，你就可以改變病毒。

曾經有一段時間，我認爲對付病毒的最佳方式就是想辦法消滅它們。我會請求造物主，讓我知道與某特定病毒相反的振動頻率，並藉此讓該病毒消失。這只在部分時候有效果。然後造物主向我展示了一個更好的方法：改變我們身上那些吸引病毒寄生的信念，然後也改變病毒的這些信念。這樣病毒的智力就可以更進化，危害程度會變小。我了解到，就如所有生命一樣，病毒和細菌都有自己的使命，而這個使命可以透過挖掘轉換信念來有所提升。或許有一天，醫生會使用病毒作爲某些藥物的傳輸系統。

如果要運用第六界的音律，將疾病的振動頻率轉變爲無害狀態，請採用以下練習：

從第六界發送音律

在此練習中，請上升至第七界，接著連結第六界後，向某人發送一個音律，以阻止有害細菌或病毒並且療癒此人。

不過，最好改變某人的信念，這樣他們從一開始就不會吸引病毒。隨著信念的改變，人的自身音律振動也會隨之改變。所以只有在緊急情況下，才能使用此練習。

θ

所需美德：接納、慈悲、勇氣、公平、信心、寬恕、感恩、希望、想像力、喜悅、善良、純潔之心、平心靜氣、服務心、信任和求知欲。

1. 請上升至第七界（參閱第41、42至43頁）並下達指令：「一切萬有造物主，我下指令／請求連結第六界及磁力法則，並發送一個音律給〔人名〕。謝謝。完成了。完成了。完成了。」
2. 見證音律發送到該人身上，並持續見證直到處理完畢。
3. 請用第七界能量洗滌自己並保持連結。

所有法則都有對應自己振動頻率的聖名。一旦你精通了接軌某法則所需的能力與美德，你就有必要知道該法則的聖名。這個聖名是法則的純粹精髓，它是喚醒和引導法則發揮其作用的振動音律。一旦修得連結法則所需的美德，最後一步就是問出法則的聖名，才能眞正啓用法則。

從法則下載振動

生命的本質即是振動。重要的是能夠識別和下載這些振動的知識，以豐富我們的生活。舉例來說，假如我是一名藝術家，我會從造物主那裡下載「透過我的畫作帶給大家神聖靈感」的振動知識。假如我是一名音樂家，我會希望幫我的樂器和我自己，下載「讓聽我音樂的人能獲得喜悅啓發」的振動。假如我是一名發明家，我會想知道所有關於法則振動的知識，使我能夠創造出不可思議的事物。透過第七界和法則的力量，全宇宙振動的知識完全觸手可及。

顏色的振動

一切有顏色的生物，都具有與之相關的本質及能量。例如，被樹林包圍會帶給我們一種無法解釋的幸福感。大多數樹木都是綠色，綠色的振動頻率會散發出環繞四周的療癒能量，因爲樹林會產生賦予我們生命的氧氣。許多具有療癒作用的植物和樹木，也就是所謂的草藥，都擁有綠色的振動頻率。

就如植物和樹木一樣，我們的氣場也會顯現色彩組合。我們今生的使命之一，就是集中精力來創造能讓我們氣場顏色變得純淨的特質與美德。我們每修得一種美德，就會獲得彩虹光譜裡的不同彩光組合。一旦我們獲得的全部彩光均以等量狀態發揮作用，就會匯聚成耀眼的白光能量，來讓我們的思想意念更臻完美。這就是創造的能量，也就是第七界純愛的本質。

我們出生時，會帶著來自超維度的純愛能量來到這一界，此時氣場的顏色是略帶粉色的純白色。這是因爲作爲嬰兒的我們，氣場顏色、情感和愛的能量都是完美平衡的狀態。我們想要達到的正是這種耀眼的白光能量，以便與造物主連結。這是一種各種顏色轉換爲完美平衡狀態的象徵。除此之外，唯一會讓我們出現白色氣場的情況，就是接近死亡或處於劇烈疼痛的時候。

隨著年齡增長以及在這界體驗到負面思想，我們的氣場會開始變成不同顏色。我們主要只有三個光序列：紅光、綠光和藍光，這三原色可以混合出各種振動彩光。但是若將這三個氣場彩光全部混合在一起，就會變成白光。

我們的目標在於盡量充分改變信念，讓我們的氣場呈現耀眼的白色能量。白色畢竟是最完美的顏色，也是一切萬有能量所具有的斑斕光芒。這樣的白光能夠讓人體達到和諧的狀態。

顏色之所以重要，是因爲能幫助我們修得美德。每種顏色都有對應的特質，每種顏色都以不同方式有助於身心平衡。身體平衡了，我們的整體身心靈狀態才會健康。

同理，所有的美德相互匯聚，一樣能創造出完美的身心狀態。這就是爲什麼我們必須每一世都注重能增加美德的修爲。雖然許多人只在每一世增加了三、四種美德，但現在我們有機會在這一世增加所有美德。

看見氣場

1. 如果要看見一個人的氣場，請先拿出一張白紙，並在紙上畫一個點。
2. 把手放在紙上，讓這個點位在你手指之間。
3. 集中精力在這個點。
4. 當你專注的時候，會看見白色能量在你手指之間流動。這就是你的氣場。

一旦你習慣此練習，便能看到他人周圍的白色氣場。你專注於白色氣場後，再觀察一下外圍，你就能看到他人的氣場彩光。白色氣場外的顏色，就像薄如鉛筆的色圈。此氣場色圈會隨著人的心情而變化。

當你用克里安（Kirlian）氣場攝影機拍照，一般人每次拍照的氣場彩光顏色都一樣。而你連結到造物主時，氣場彩光就會發生變化。當你在靈性層面更有覺察並成爲彩虹小孩時，你每次拍照的氣場彩光顏色都會不同。隨著時間的推移，你就能逐漸控制自己散發至世界的彩光。隨著靈性的成長，你的氣場範圍也會逐漸擴大。

我們每個人都有自己的顏色序列，而這些體現在我們帶給世界的氣場中。但是當我們觸及和使用顏色和振動法則時，我們脈輪的顏色會隨著我們氣場顏色而改變。

彩虹小孩的氣場具有全部顏色的彩光，這表示他們有能力混合所有顏色來產生耀眼的白光。彩虹小孩是特殊的孩子，他們來到此界是爲了改變世界。這個世界一直本能地等待著特殊的孩子，來推動世界進入新時代。有些人稱這類特殊孩子爲紫羅蘭或靛藍小孩，也有另一群特殊孩子被稱爲水晶小孩。對我來說，我們的世界一直在等待彩虹小孩降臨——而他們已經在地球了。無論我們如何稱呼這些開悟的人，他們都可以調動能量來改變世界。水晶世代的人能映射某空間裡任何人的能量，而彩虹世代的人可以改變某空間裡任何人的能量。彩虹世代具有療癒能力，完美的彩虹世代可以觸及任何人的靈魂並加以改變。我們都在努力進化成爲彩虹世代。

人生課題

由於宇宙的字典裡沒有「錯誤」二字，因此你擁有的體驗都有其目的。你人生中的一切如同一把火，能將靈魂鍛造成應有的樣子。你終究會領悟到，自己並不會因爲這些人生課題而對上帝或宇宙生氣。

你越是處於第七界純愛能量中，你從其中的振動頻率中精通的美德就越多。我們的最終目標，即是讓你的生活與第七界相連。我們的最終目標，即是以一種與第七界保持連結的方式，好好體驗生活。

但是當你回到這個實相的舒適圈，你可能會讓自己再次出現沉重的想法。這是因爲你的潛意識本能地讓你留在這一界。這也是爲什麼當你沉浸在第七界的幸福感而回到第三界實相之後，你會與妻子或丈夫發生爭執、會對孩子生氣，或者會對自己生氣——或讓自己留在這個第三界實相中的任何事情。

人生課題信念處理

1. 與夥伴坐下來，告訴他們你生活中發生的事情。
2. 跟隨信念挖掘過程所發現的脈絡，看看你生活中的困境對你產生什麼用處、教導了你什麼。

你的夥伴可能會問：

- 「你生活中發生了什麼事，它是如何幫助你成長呢？」
- 「你從這情況中得到了什麼，你從中學到了什麼？你得到什麼好處？」

θ

- 「你生活中遇到最大的挑戰是什麼？」
- 「你是否感受到足夠多的愛？」
- 「無論人生中發生了什麼情況，都是在教導你一些事。這些負面狀況（或正面狀況），如何幫助你擺脫惡習及修成美德呢？」

θ

美德信念處理

1. 兩兩一組，輪流分享生活中發生的事情，以及從這些經歷學到了什麼。針對每一次經歷，談談你從中獲得了哪些美德。
2. 好好探索以找出自己已經具備的美德。

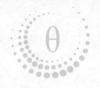

信念處理：「我很豐足」

我們在生活中最需要使用到的重要措辭，就是「豐足」。請替自己下載「一切豐足夠用」和「我很豐足」的信念編程。如果生活裡的事物像是半杯水，與其覺得只剩半杯水而快喝完了，不如轉換視角，改變為「我還有半杯水」的心境。

在我沒什麼錢的時候，我會擔心我孩子們的衣服不夠穿。然而，因為我說出「我們很豐足」，所以他們總是能擁有很多衣服。從那以後，我就把這句話當作我的口頭禪之一。

能量測試：

「我很豐足。」

「一切豐足夠用。」

「我有豐足的客户／個案。」

「我有豐足的學生。」

「我有豐足的錢。」

漩渦與門戶通道

漩渦能量

漩渦是一種旋轉的電磁活動，能夠形成門戶通道。當各種金屬集結在地球的某一處，電磁場就會產生漩渦能量。

漩渦能量可藉由儀式、或建造迷宮或石圈等聖地來人工創建。

當靈通力達到平衡時，部分直覺敏銳的人，自然而然會創造出受控的電磁活動，進而形成能量漩渦和門戶通道。經常上七的療癒師，等於是活生生的行動門戶通道。漩渦能量會吸引遊魂（參閱第192頁）以及其他能量，例如UFO。這可能就是能夠自然產生漩渦的通靈者容易吸引靈體的原因。

若漩渦帶有負能量，爲其注入正能量即可轉變它。

水晶有助於形成漩渦能量。我因爲個人喜好，而在我家放了許多水晶來形成漩渦能量。

門戶通道

門戶通道與漩渦不同。漩渦是旋轉的電磁能量，而門戶通道是貫穿時間和空間的跨維度能量隧道。門戶通道無所不在，如果你找到正確的門戶通道，就能前往另一個星球或維度。

靈性門戶通道

當一個漩渦離開第三維度，並一路進入第四或第五維度時，它就會創建出一個靈性門戶通道。你上七的時候，就是在創造你自己的小型靈性門戶通道。本質是多維度的靈魂，必須穿越靈性門戶通道，才能夠順利投生進入人類軀殼。

我們每個人都有一個通往一切萬有造物主的靈性門戶通道。當一個人死後，靈魂會離開肉體，然後沿著此門戶通道進入上帝白光能量的空間，再從那裡自然而然地到達它所屬的某一界。此外，我們也是運用我們的靈性門戶通道，將遊魂送到上帝的白光。

仙子門戶通道

樹木和植物散發的能量能夠創造出門戶通道。仙子會使用這種能量，來創建通往其他維度的門戶通道。（有關仙子的更多內容，請參閱第七章。）

時間重疊門戶

漩渦可以創建出一種稱爲「時間重疊」的門戶通道。意指過去的某事件產生了印記，而在現在的時空不斷重現。當某些條件允許此情況顯化時，就會發生這樣的現象。我非常喜歡漩渦能量，以至於我曾經在自己家裡創造出一個時間重疊門戶。

當許多人在同一時間和地點死亡時，就會形成一個時間重疊門戶。這是因爲生命力離開身體時突然釋放出的能量。時間重疊門戶不像遊魂一樣可以被送到白光，但它可以被移動。

有時通靈者會需要將漩渦從家裡移到後院，就是因爲漩渦會創造出門戶通道。你無法關閉漩渦，但許多通靈者都想嘗試這麼做。他們可能會命令此能量關閉，但一這麼做之後，漩渦又會像火山一樣爆發。這就是爲什麼最好將漩渦移至門外幾十公分遠的原因。

愛達荷的門戶通道

二〇一一年，我收訊到明年六月之前，我會在愛達荷州的島嶼公園買一間小屋。島嶼公園位於蛇河谷上方山區的塔基國家森林園區內，與通往黃石國家公園的山脈同屬一條山脈。這個地方離我喜歡的身心靈充能處很近。

靈性訊息指引我買下這間寧靜小屋，我就能在那裡安心收訊撰寫這本書需要用到的信息。此外，也可以是一個讓我好好休息、以山脈能量充電身心的地方。我收訊到它的所在之處，經過一番搜索後，我找到了。但其實要在二〇一一年底前買下這間小屋有點困難，後來又花了幾個月的時間，賣方才終於放手。

小木屋和我預想中的一模一樣，但我剛搬進來的時候，常常因爲做惡夢而睡不好。在這間小屋裡產生的睡眠問題，是我這輩子遇過最奇怪的事情。

過了幾個晚上後，我意識到我的床邊有一個巨大的能量漩渦。漩渦產生的門戶通道會在半夜打開，將各種奇怪的生物拉進來。每當那個門戶通道打開時，一種明確的邪惡感就會瀰漫在小屋裡。我心想，**造物主應該可以改變這個門戶通道**。

我知道漩渦有時候是由地球上的礦物質或前人留下的能量所形成，我認爲這個漩渦可能是由前屋主創造出來的。他們在感情中經歷了太多衝突，互相欺騙太多次而以離婚收場。

我覺得可能是這個原因，所以我清除了他們留在小屋內的能量，並理所當然地認爲可以一併清除漩渦。但是到了半夜，狂暴的能量仍然透過我床邊的門戶通道進入小屋，把我從沉睡中驚醒。

經歷這些怪事後的第三個晚上，我睡得很安穩，卻做了一個奇怪的夢。一個負能量靈體透過門戶通道來到我身邊，告訴我必須離開這個小屋。當然，我告訴它，它才應該要離開，然後我上七到造物主那裡，下指令讓它消失。

我這麼做之後，我跟那個靈體竟然開始打鬥！我發現我的魂魄被拉出身體，我的小狗茉莉開始對這個攻擊我的靈體狂吠。我醒了，我的魂魄又回到了我的身體裡。我將這個靈體送到白光的做法竟然沒有生效！我是在清醒的狀態下將它送去白光，它就消失了（或者說我以為祂消失了）。但隔天早上，它又回來了。很顯然，這裡的事態比我當初想的還要複雜。

那天晚上，我和造物主聊了我的困境。我說：「造物主，我白天待在這個地方，會產生很多鼓舞人心的感受。我會有靈感、會想起前世的記憶、會接訊到七界的相關信息。但我要怎麼做，才能夠擺脫這個門戶通道？」

造物主告訴我：「維安娜，這個門戶通道可以穿越時空。它與另一個充滿負能量的星系相連。把它移到另一個地方吧。」

於是我上七下指令，將穿越時空的這個門戶通道，整個移到小屋外的另一座山上。效果只維持一天，這個門戶通道之後又回到了同一個地方。

我詢問上帝：「我哪裡做錯了呢？」

上帝說：「維安娜，你誤會我的意思了。你要將門戶通道的另一端起始點，移動到有正能量的地方。」

於是我把門戶通道這一端留在床邊，然後上七穿越時空到門戶通道另一端的起始點。我去了那個會把負能量湧入我床邊門戶通道的星系。我見證那個起始端口穿越時空，移動到對我有益的另一個行星能量。移動門戶端口需要投注善良和愛的能量，以及秉持「相信可以移動成功」的絕對信心。我把起始的門戶端口移到了一個我比較熟悉的昴宿星團。那裡的能量一直都讓我感到很舒服。

在那之後，門戶通道仍會傳送能量到我的房間，但這次是好的能量，而且夾帶了宇宙構造的開示訊息和知識。

在見證造物主移動門戶起始端口之後，我更能接訊可以用來撰寫本書的信息了。我對這個結果很滿意，雖然我也有點擔心負能量會回來，但都沒有發生過。現在，幾乎早晚都會有正能量湧入我的小屋。

從這次經歷中，我了解到漩渦有好有壞，而且門戶通道可以連接到地球以外的不同地方。雖然我知道很多地方都有門戶通道，但移動門戶起始端口，對我來說還是個新鮮事。至於與我打鬥的那個負能量靈體，我相信它會在地球上有其他歸宿。

θ 移動門戶通道

明白門戶通道可以移動到無害的地方，是很實用的技術。

所需美德：冒險、勇敢、信心、希望和善良。

阻礙：憤世嫉俗和恐懼。

1. 上升至第七界（參閱第41、42至43頁）並下達指令：「一切萬有造物主，我下指令／請求將此門戶通道的另一端口，移動到宇宙裡能傳輸正能量過來的地方。」

θ

2. 帶著善良和愛的能量見證門户被移動，並且全然相信能移動成功。見證另一端口被放置在能將正能量送過來的宇宙某處。
3. 這個過程結束後，立即用第七界能量洗滌自己並保持連結。

4 第五界

如我在之前的著作所說明，第五界是天使、十二議會、靈魂家族、大師以及我們的天父天母所在之界。佛陀和耶穌等此類大師，已經是超越靈肉的存有，他們目前駐留在第五界的較高層次各司其職。

能夠接訊天使及先知、與神靈合作進行靈性手術和療癒的人，便是連結此界。然而，運用這種能量的療癒師，除非一開始就上七連結第五界，否則會受到該界規則的約束，且療癒過程常會有某種犧牲或能量交換的形式。

第五界被分為許多層次，非常複雜，有很多的子分類，但其中有四個最主要的層次，每個層次由十一個階級組成，總計四十四階。每一層的第十一階就是十二議會的所在地，管理著每個靈魂家族。

靈魂家族是我們在投胎前所屬的群體。即使我們投胎為肉身形式而進入人類家族，我們仍不會忘記當時在第五界為伍的靈性家族。有時靈魂家族的成員會在此生相遇，曾經家人般的情感和記憶會讓他們以婚姻的形式團聚。但這就像兄弟姐妹在不知情的情況下結婚，因此兩人之間不會有長久的激情。

靈魂家族會一起在地球上完成造物主的使命，每個家族都由各自隸屬的十二議會引導。許多來地球執行任務的第五界大師，平常以人類肉身在第三界活動之餘，意識也會積極參與此類議會。他們會在睡眠時出竅參與這些議會。

我在《進階希塔療癒》中，提過我參與其中一個議會的經歷。我與這個靈魂家族的議會開會時，許多前來地球改變世界、更進化的存有，與我一同參加了會議。當時我懇求大家給予地球一個透過愛而改變的機會。但議會的許多成員卻表決，支持透過混亂來摧毀地球及所有生命的方式重新開始。因為「混亂」擁有巨大的破壞力量。

除了較高的階級之外，第五界是一個教導我們學習二元論的地方，但概念與第三界不同。第三界的二元論具有極端對立的性質，如熱與冷、好與壞、黑與白等。在第五界較低的階級中，則偏向溫暖與涼爽、好與沒那麼好、灰色與奶油色等較溫和的二元概念。在第三界，我們具有一體兩面的天性。我們有善良和邪惡的一面，有良好和不好的特質。重點不是在於劃分這些特質，而是努力改善負面的那一面，成為更好的人。這是第三界和第四界會經歷的一個學習面向，但第五界偏高層次的境界並非如此。一旦我們達到那些層次，二元論終將消失。

第五界的較低階級，儘管是由不同振動頻率的開悟存有所構成，但祂們仍然會有小我。

第五界能量的移動方式與第三界類似，也就是運用思想意念的力量。第五界和第三界一樣，必須精通美德才能與法則合作無間。總之，第五界的核心就是追求完美的愛。

與第五界連結

許多先知已經到達第五界，比如摩西，而到達第二層第六階的先知很多。雖然這些先知裡，很多人因爲過去的修爲而在第五界過著美好的生活，但如果你有機會與摩西交談，會發現與耶穌基督這樣的大師能量不同。（我想補充一點，這兩位都是真實存在的人物。）有些人會與歷史上不同時期的先知有所連結，而具有靈性本質能量的這些先知，可能各自處於第五界的某一層。只不過，儘管《聖經》或其他靈性經典有提及某人，也不表示此人就是大師。《聖經》中談到的某些先知，甚至沒有晉升超過第五界的第二層。

我認爲你不應該盲目地追隨任何人或任何靈性能量。唯一要遵循的，就是最純粹的造物主眞理。仰慕並聆聽某人的智慧是好事，但不要到癡迷執著的程度。每當閱讀一本靈性書籍，要能思辨「其中的眞理與非眞理是什麼」。關於有人收訊而寫下的素材著作，請格外謹愼閱讀。任何從第四或第五界接收訊息的人，都是透過第三界的大腦來過濾訊息，而第三界的大腦帶有自己的信念。而任何夾帶恐懼的訊息亦非最高善的。此外，儘管第五界的存有已經非常進化，但祂們仍需要自我學習。所以除非來自第三十三階和第四十四階，否則祂們的所有言行並不完全純粹。如果你想接訊某個存有，你應該先上七連結造物主，再請該存有提供最高善的知識。（當然，一切萬有造物主比我們所知道的天神、女神、天父和天母都還要全知全能，更不用說我們接觸到的其他神靈了。）

θ

與第五界存有相見

這個練習將讓你識別做解讀時可能會遇到的不同神性存有。第五界有許多層次的神性存有，而每位第五界存有都有其獨特的風格和感覺。

1. 請決定好你希望在第五界見到誰：例如某天使、天神、女神、靈性導師、你的靈魂家族或十二議會。如果你發現自己是議會的一員，也請不要感到驚訝。
2. 上升到第七界（參見第41、42至43頁）並下指令：「一切萬有造物主啊，我下指令（或請求）在（某年、某月、某日、某時間）與第五界的（神靈、天神、女神或天使的名字）見面並交談。謝謝。完成了，完成了，完成了。」
3. 觀想你的意識被送到第五界。

4. 等待光之存有前來拜訪你。請與祂們交談。
5. 你決定停止交談時，請在第七界能量中洗滌自己，並與第七界保持連結。

我感受過的最高神性存有，是印度教的濕婆神和帕爾瓦蒂女神。這個體驗發生在我第一次去印度的時候。

神祇的訊息

我第一次去印度教課時，彷彿我已到訪那裡多次。我一生中去過無數地方，但無論何處，我都沒有像在印度那樣感受到、體會到有如此濃厚的靈性氛圍。我甚至認爲印度是世界上黑夜最長的國度，會讓人有永夜的錯覺。當你入睡後，你會迷失在時間裡。有一晚，我做了很多夢，最後是我連續做了三次同樣的夢。我一醒來，就又會回到同樣的夢中。

在夢中，我站在濕婆神和帕爾瓦蒂女神面前，內心非常激動。祂們散發出最驚人的神聖能量。祂們用我的神聖名字和第三界名字稱呼我：「親愛的維安娜，你來了！我們歡迎你。維安娜，雖然這裡有很多人會喜歡你的工作，但不是印度的每個人都會敞開心胸接受你教導的知識。」

我問：「爲什麼不會呢？」

祂們說：「這裡並非每個人都準備好向前邁進，他們還沒有到達那個程度。」

我說：「但我們都必須向前進。」

祂們回答：「不，有些人不會。」

「祢們是如何應對這樣的情況？」我問道。「這一定很令人沮喪。」

祂們簡單地回答：「他們本是如此。」

「祢們爲什麼來告訴我這件事？」我問。

祂們以最親切和慈悲的能量說：「因爲我們愛他們，因爲他們是我們的子女，我們非常謹慎對待眾神的孩子。我們愛所有人，但其中一些人還沒有準備好改變他們的業力。並非所有人都準備好向前邁進，但我們都珍視他們。」

能夠得知這些神祇如父母般關愛眾生眞的很重要，我優雅地鞠躬，祂們就離開了。

這個夢的奇怪之處在於，我和兩位神祇彼此認識，當祂們傳達這個訊息時，並沒有一種「你不能在印度教導」的感覺。事實上，祂們是在邀請我，去和那些接受我教導的人互動。祂們爲那些準備好提升意識並解脫業力束縛的人感到高興。但祂們覺得有必要告訴我，我必須尊重那些不想改變的人。

這個夢也提醒我，要記得有聖父聖母在守護著印度的孩子們。

夢境結束時，蓋伊從床上跳起來說道：「有人嗎？房間裡有人嗎？」

我告訴他那只是我的夢，然後我們都再次入睡。

第五界的存有

天使

光之戰士

大天使們位在第五界第二層的最高階級。祂們並不柔軟、可愛或毛茸茸的，而是光之戰士。祂們勇往直前地保護天界領域，並非常認眞地履行此責任，所以祂們可是相當強悍。

有些療癒師也是來自第五界的戰士。我們之中有些人在夢中出竅到星際，只爲了與惡勢力戰鬥。不過，你沒有時間老是在對抗惡勢力。這個地球會有它該走的路，你如果執著於此面向，只會不斷處於某種形式的鬥爭。請專注於改變「準備好接受改變」的人，不要浪費時間在棄明投暗的人身上。

守護天使

除了大天使外，第五界還有一些天使十分貼心善良，而可能被指派來當我們的守護者。還有一些天使從未接觸過第三界。

守護天使這類存有的種類十分廣泛。祂們可能是來自第五界的光之存有、已離世升天的親人、DNA祖先，以及動物圖騰。祂們也可能以精靈或大自然之靈的模樣現身。我們可以有很多守護天使保護著我們，也可以只有一個。如果我們在瀕死體驗或任何引發靈性成長的事件中，靈性產生了轉化，此時擁有更多浩瀚知識的新一批守護天使，就會被指派來幫助我們度過一生。

我們之中的某些人，其實曾經是天使。如果你覺得在投生為人類之前，你是一個天使，那麼很有可能確實如此。如果你曾在其他時空是一名天使，表示你擁有尚未被探索開發的既有天賦。

第四界的守護天使與第五界大天使這類光明天使不同。第五界的光明天使更加強大。第四界的守護天使或指導靈仍需要做很多學習，而祂們的成長過程之一，就是照看祂們的第三界家人。

我曾經幫一位女士做解讀，她想與剛過世的丈夫交談。我上七召喚丈夫的靈魂，但他不願意出現。這個情況持續了一段時間。最後，他進入了太太的能量場，對我非常唐突無禮。

「你想要做什麼？」他說，然後指著他的妻子繼續說：「她想要什麼？我很忙！」

我告訴這位女士，我連結到她的丈夫了，她問道：「他在哪裡？」

他告訴我：「我在加州的某個小鎮當一個小女孩的守護天使，我在照看她。」

他告訴我小鎮的名稱和小女孩的名字。我都轉告了那位太太，而她證實這是丈夫過世時所待的小鎮。她後來告訴我，這次解讀激勵她動起來，並積極參與臨終關懷事宜。後來她去了那座加州小鎮，找到了這個小女孩。對我來說，這證明我們從不孤單——總有人在看顧著我們。

θ

派遣一位守護天使

這是一個使用第五界能量的練習，你可以派遣一位天使給某人，來保護與指引對方。如果是從第七界召喚而派遣的天使，天使就會單純保護這個人，而不會捲入善惡的劇情。

所需美德：勇敢、信心、寬恕和希望。

1. 上升進入第七界（參見第41、42至43頁）並下指令：「造物主，我下指令（或請求）一位來自第五界第二層的守護天使保護〔人名〕。謝謝。完成了，完

成了，完成了。」

2. 前往第五界，並見證一位天使被派遣到你所愛的人身邊。

3. 天使被派遣過去後，請用第七界的能量洗滌自己，並與第七界保持連結。

第五界的大師們

以靈性本質而言，我們都在以不同的頻率脈動。正是我們彎曲這些頻率的能力，將第三界與第五界區分開來。第五界的大師們是開悟的存有，祂們已經學會彎曲時間、物質和亞原子粒子。祂們可以做出驚人的事情，是因為祂們已經領悟到自己的靈性本質沒有與造物主分離。祂們已經學會如何讓自己的身體、思想、情感和靈性層面恢復活力與元氣。

當我們達到一定的振動頻率時，我們就會成為大師。如果此時我們已從第三界學到了所需學習的一切，那麼我們將於第五界繼續學習，並且可以駐留在某一層。而我們能駐留在哪一層，則取決於我們在第三界達到的振動。

第五界的高層大師由純粹的能量組成。祂們控制自己思想意念的方式，已經到了我們覺得像神祇般的境界。祂們雖然比肉身狀態的我們還要進化，但還是跟我們有相似之處。

第五界的高層存有，可以在固體物質與靈性能量之間切換自如。祂們可以用靈魂形式穿越維度。當天使和其他超自然的存有在某居室空間出現又消失時，表示祂們正在跨維度旅行。這種情況發生時，會出現一道閃光，這是因爲祂們在切換維度時產生了能量。

被稱爲光之使者的第五界多維度存有，已經學會使用純愛的能量來創造新的世界。我所謂的「創造世界」，並非外星種族要殖民某星球的改造意思，而是自然地創造整個行星，以及居住於行星上的各種生命形式。

當一個大師達到第五界的第三十三階時，就能夠創造世界。在這個層次上，祂們充滿了愛和理解，達到媲美耶穌基督或佛陀的境界，對於善惡對立的恐懼已經消失。祂們已經精通了所有美德，並學會了用思想意念而彎曲多重宇宙的各種法則。祂們能夠在這個宇宙和其他維度之間，以各種生命形式穿梭來往於不同世界。

例如，我的天父是一位能夠彎曲能量並創造世界的高層大師。第五界第三十三階上的三十三位存有，均是首批創造世界和生命的高層大師。

然而，第四十四階的大師們才是最高境界的存有。有時有些人會說，還有第八界或第十界的存在，他們指的其實是第五界的某階級，卻誤以爲是某種超越第七界的能量本質。因爲第七界已經是一切萬有造物主這股創造能量的源頭。

大師之子

第五界的每個層次都有各種開悟的存有。大師之子來自第五界的第一階。他們在第四界接受培育，環境性質有如幼兒園。然後，他們被送到第一、第二和第三界成長，有些第五界父母會陪同前往予以協助。

大師之子會轉世到振動頻率比較慢的前幾界，每一世都會學習過濾自身的思想意念並修得美德。他們會領悟到，負面思想會阻礙進步。而轉世到第三界的目的是學會「愛」。有各種各樣的愛需要學習，包括身爲父親、身爲母親、身爲朋友所能付出的愛，但首先是能認知到上帝對我們的愛、愛自己還有身爲伴侶所能付出的愛。全心全意愛著單一伴侶，是信任美德的一部分。

大師之子一直在不斷學習，但可惜的是，地球並沒有如期進步。因此，第五界的揚升大師來到這裡，教導他們的子嗣彼此相愛。

揚升大師

大師們一直在第三界看顧他們的子嗣。然而，在一九九五年以前，他們只能指引大師之子，但不被允許直接干預。當時，他們被稱爲「守望者」。當他們觀察到子嗣在地球上的所作所爲時，他們感知到兩種未來可能性。一種可能性是，地球已經準備好邁向更進化的振動頻率，但進度落後。另一種可能性是，地球面臨完全崩潰的危險，除非大師之子的意識能有所改變。

因此，第五界的父母們有些擔憂。所以高層大師們進行表決，看是要毀滅地球重新開始，還是要伸出援手免於地球自我毀滅。有些大師只想重新開始，將他們子嗣的靈魂移至其他地方。但是其他大師爲我們的世界挺身而出。他們說：「這些是我們的子嗣和兄弟姐妹！如果我們重新開始一切，他們將大受打擊。他們只是需要一點幫助。請給我們多點時間，讓我們去教導他們。如果他們知道自己眞正的身分，就會做得更好。」

因此，大家同意派遣一支揚升大師救援隊來到地球。

然而，當救援隊首次來到地球，他們發現自己的振動過高，無法在第三界久留到能夠進行必要的改變。

因此，第二組大師啓程。這些大師透過靈性門戶投生到地球，以嬰兒的形體出生、以人類肉身長大。這樣他們就可以有夠久的時間待在地球，來進行必要的改變。這類大師已經在這裡。儘管他們也曾在人類歷史早期來到地球，但據我收訊的理解，我們現在進入了史上第一次有眾多大師同時存在的世代。他們來到這裡是爲了拯救人類。

這些大師們從這樣無私的行動中能得到什麼？即使是來指引明燈的大師，也在學習額外的美德。在地球上體驗人類輪迴轉世經歷的大師非常多，以至於第五界的能量已經逐漸與第三界密不可分。

剛提到的第二組大師，是由地球子嗣的父母和兄姐組成。爲了能夠來到這裡，他們必須先達到第五界的第二或第三階。

這些第五界的存有，即使擁有第三界軀體也仍然是大師。對他們來說，適應這個世界不容易，因爲他們必須想起自己是誰，以及爲什麼來到這裡，更不用說還要進行其他必要調整才能久留在此。人類的身體振動頻率與他們在第五界時習慣的振動非常不同。將第五界的存有置於人體中，就像是將巨大的能量硬塞到一個小瓶子，太緊了。

這些第五界的存有帶有如此高的振動，以至於在某些情況下，他們出生時就很虛弱。人類肉身無法跟上大師腦海裡蘊藏的信息以及靈魂能量的振動。肉身可能需要時間來適應。如果大師小心照顧投生的肉身，就可以避免生病。但隨著他們的成長，仍是兒童形體的大師可能會與體內潛藏的DNA產生拉鋸。他們常會看見靈體、會本能地連結造物主，也很有可能覺得自己格格不入。他們會認爲這個世界是一個殘酷無情的地方，而且有些不對勁。這是因爲他們內心深處還保有深刻的第五界記憶。

他們睡覺時會有出竅的體驗，並前往第五界實現目標。這就是爲什麼許多療癒師會夢到自己正在療癒他人，還有與十二議會交流。由於希塔波是睡眠的腦波，所以希塔療癒師會利用這段時間進行我所謂的「夜間任務」。經歷過夜間任務的人一定都清楚我在說什麼。他們會記得自己星際旅行的夢，並且會有許多前世的記憶。這些記憶和經驗可能來自許多不同的來源。

如果你生來就渴望幫助他人，並且覺得必須重複自己曾做過的事情，那麼你會知道自己就是來此爲他人指引明燈的揚升大師。這種感覺可能會讓你對自己有些批判，所以重要的是不要過度分析。你也可能會想：「我來到這個世界肯定是一個錯誤。這裡的人既惡毒又心胸狹窄。」然而你卻愛著他們，而且不知道原因，因爲人類確實是奇特的生物。儘管如此，你還是覺得有責任幫助他們。你甚至可能會聽到這樣的說法：「我們必須在地球毀滅自身之前拯救它。」或者「我們上次來到這裡時，我們摧毀了自己，現在我們要來改變過去」。

你會發現自己有一個使命。作爲一個多維度的存有，你睡覺時會去出「夜間任務」。你會想要療癒這個星球，鼓勵人們互相幫助。即使童年沒有得到愛，你仍然有能力去愛。你會覺得有義務讓大家覺醒。

覺醒

地球上的許多人，對於自己曾經是第五界大師和大師之子時的記憶都很朦朧不清。而大師之子對自身經歷的記憶不如大師清晰。他們需要被喚醒靈魂的潛能。

有人指責我相信人性本善，並告訴我樂觀看待人類是很天眞的想法。但如果你能看看我的視角，你會感到驚訝。我是從他們的靈魂潛能、神聖自我來看他們。一旦你從這個角度看待人們，你就會明白我們多數人都還沒開始意識到自己的潛能。我們完全不知道自己的靈魂能爲這個世界帶來很多改變。

大部分來到第三界的大師，都會自然地覺醒發現自己的潛能。他們會夢見自己飛越時空，也能回憶起自己曾經能夠做到的驚人事物。

已覺醒的大師首先要做的事，就是喚醒他們的靈性 DNA，也就是啓動 DNA。大師會本能地啓動自己的 DNA、想起如何進行療癒，有時也會因爲第三界的限制而感到灰心。當他們看到世界各地正在發生的問題，會興起「想回家」的念頭。因爲在某種程度上，他們知道有個地方比這裡好很多。我教課時，很常看到學生表達這個想法：「我只想回家。」這是因爲在靈魂層面上，他們非常思念第五界的家。

已覺醒大師的使命當然是喚醒他們的孩子。如果每個國家有一千個人被喚醒，歷史的進程就會永遠改變。即使每個國家只有一百個人被喚醒，也能拯救全世界。

五年前，我們倖免於自我毀滅的機率只有五成。現在我覺得成功機率是六成五。但這不表示能夠輕鬆執行進一步的改變。我知道世界上仍然發生各種奇怪的事情。但也有正面的變化，因爲集體意識正往變得更好的方向前進。只需要一小部分人被喚醒，就能提升集體意識。這樣的覺醒是我們在地球上靈性進化的下一步。

目前，全球大約有百分之四的人口是揚升大師。但有意識地覺察到自己是大師的人更少。

第五界大師以團體形式來到這裡，其中會有一位領袖來喚醒大家。大師一旦覺醒，就會培訓大師之子。當他們訓練完所有大師之子，世界上百分之十一的人口將成爲已覺醒的大師。隨著地球的演進，已覺醒的大師也會有所進步。

同樣擁有肉身的第五界大師和大師之子，其實有很明顯的區別。從上課與日常生活中就看得出來。第五界大師能夠聆聽他人的觀點，大師之子卻做不到。大師會分享他們的想法，看到眞理眞相的時候，自然判斷得出來。但大師之子有時會好辯，且很難教到他們聽懂（這就是現在有很多靈性訊息互相抄襲的原因之一）。而大師則始終會對他們的老師表達愛和尊重。

大師無法在第三界強迫他們的孩子傾聽，他們只能用耐心和愛來對待大師之子。

這就是爲什麼我們需要透過信念處理、感覺下載和理解學習到的美德等希塔工具，來喚醒揚升大師和大師之子。這樣的覺醒將讓我們改變世界的命運。這是我們神聖時機的一部分，同時推動我們實踐人生道路的使命。

這就是我們來到這裡的原因。我們被放置在這個三維世界中是有某種目的。就好像有人爲我們創造了一個電玩遊戲，當我們玩這個遊戲時，我們就是遊戲裡的角色。但大部分的「我們」像是在旁觀遊戲。我們的心神專注於遊戲中，但我們的靈魂卻在外旁觀。

我記得我的孫女珍娜還是個小女孩的時候，她相信有更高的力量，相信一切都可以改變。她就像一位智者看著她的學生一樣，觀察著周圍的成年人。但隨著她長大，她的身心和意識都會逐漸受到第三界的食物和各種經歷影響。此外，她的荷爾蒙開始起作用，當年輕人遇到這種情況時，他們可能會暫時忽視了自己的過往經歷和靈性力量。有些人可能要等人生走到一個階段後，才會重新覺醒並拿回自己的靈性力量。最常見的覺醒年齡大概是二十七歲、三十一歲、三十四歲、三十七歲、四十一歲和四十二歲。而有些人因爲一直知道自己是誰，而完全不需要被喚醒。

現在的很多年輕人，往往會被毒品和酒精吸引，因爲他們過於敏感，希望能夠關閉這種感知能力。這就是爲什麼教導有天賦的孩子懂得控制自己的靈通力如此重要。透過適當的訓練，這些年輕人可以避免這段危險的時期，並且將來再也不會遇到這個問題。

我們來到這裡是爲了透過二元論來學習。我們學會愛、學會克服恐懼、學會所有原始的情緒、學會做出正確的選擇，並且學會以自由意志來引導我們注意自己的思想意念，進而修得美德，並與宇宙法則合作。一旦我們開始完成種種學習，就等於從地球這個修練學校畢業。

按理來說，我們必須學會停止互相殺害，才會帶來美好的轉變。因爲照理地球現在應該更加進化了。

第五界的靈魂，第三界的肉身

一旦你意識到自己是第五界的存有，你的靈魂可能會想要回到更適合自己能量的地方。許多人在留在地球與回到第五界家園之間不斷掙扎。但事實是，我們可以達到一個境界，不需要變老或死亡，就可以在第三界和第五界之間來回移動。

要做到這一點，我們需要經歷三次昆達里尼啓動，而不至於在過程中死亡。然後，當我們回到第五界的家園時，我們將前往更高的境界。

啟動昆達里尼

- 第一個昆達里尼啓動位置位在尾椎。

啓動這個部位後能帶來覺醒，而開啓一個人的靈通力。如果這個過程發生得太快，很多人會感到不知所措。這就是爲什麼應該在希塔狀態下啓動。你可以透過冥想上七來啓動此部位的昆達里尼，這樣可以有助漸進式啓動。啓動DNA也能有助於此過程。

- 第二個昆達里尼啓動位置位於心臟。

啓動此部位的昆達里尼後，我們能眞正認識到無條件的愛，並有能力克服哀慟，進而能夠改變他人的生活。

- 第三個／最後一個啓動位置位於頂輪，也就是松果體。

啓動此處昆達里尼會給人純粹的本質，使氣場變成白光，並且意識到自己生活在一個幻覺之中，進而有意識地以純淨的思想發揮創造力。

在過去，這樣的啓動過程表示一個人不再希望擁有第三界的肉身，而選擇死亡以便揚升到第五界。他們已經修得了所有美德，不需要繼續這個人生的遊戲。然而，只要你願意，你仍可以繼續參與這個遊戲。

你的第五界神聖名字

你在第五界有一個特定的振動頻率。因此，你的第五界神聖名字代表你整個存有的特質，亦蘊含你靈魂能量最高境界的一面。

知道自己的神聖名字，可以讓你更有效施作療癒。例如，我會對造物主說：「造物主，我是維安娜（加上我的神聖名字），我想爲這個人進行療癒。」

請記住，你的第五界神聖名字並不是前世的名字——我可以保證它不會是與埃及豔后（克麗奧佩脫拉）或凱薩大帝（尤利烏斯．凱撒）等人同名的名字。這些都是非常普遍的前世名字，「耶穌」也是如此。當人們告訴我他們在前世是耶穌基督時，我會問他們前世是否住在墨西哥或其他拉丁語系國家，因爲那裡的人喜歡給孩子取名爲「耶穌」。我都會問他們：「你是哪一個耶穌？」

請別誤會我的意思，有人的確可能與獨一無二的耶穌基督有血緣關係（他確實有兄弟姐妹，可能還有孩子）。這可能解釋了上述那些人擁有的記憶和感受。他們擁有這些經驗可能有很多原因。

其中一個可能性是，當你無條件地愛他人，你是用「高我」來愛他們，這意味你達到了耶穌基督的等級，也就是你完全與上帝保持連結。當你在第五界達到一定的層次，並且是一位無條件愛你孩子的母親，你就達到了與聖母瑪麗亞一樣的等級。但這些名字不會是你的神聖名字。如果要知道自己的神聖名字，請上七詢問造物主。

θ

你的第五界神聖名字

你在第五界的神聖名字是什麼？

1. 上升到第七界（參見第41、42至43頁）並下指令：「一切萬有造物主，我下指令（或請求）讓我知道自己在第五界的神聖名字。謝謝。完成了，完成了，完成了。」
2. 觀像你的意識被送往第五界。
3. 等待你神聖名字的振動頻率來到你身邊。
4. 一旦你選擇中斷與第五界的連結，請在第七界能量中洗滌自己，並與第七界保持連結。

時間和空間

以思想之翼進行空間旅行

有些第四和第五維度的文明世界，已經學會如何穿越時間、空間和維度。也有一些三維種族學會折疊空間來進行遠距離旅行。我們的未來總有一天會像這些世界一樣，以彎曲時間的方式實現空間旅行。

但還有一種更先進的空間旅行方式，就是發送專注的思想意念。人類的心識無比廣闊，尚有許多我們仍然無法完全理解的能力存在。一旦我們完全理解了自身能力，我們的心識將與靈魂完全融合，我們將能夠在宇宙中自由穿梭，不需要任何設備載具的輔助。

我們需要好好清楚解釋「靈魂」這個概念。其實「靈魂❶」一詞，是由存在於身體中的「靈」（spirit），以及具有多維度性質的「魂」（soul）所構成。靈魂能夠前往遙遠之處，並經歷無限的體驗。我們的靈魂能量仍會於死後留存，而成爲第五界的能量。然而，當第五界的存有往返不同維度之間，會需要大量能量。這就是爲什麼第五界的存有，外觀看起來像是一團發光的能量。

❶由於中文習慣以「靈魂」稱呼「soul」，因此本書提到「靈魂」說法時，指的都是「soul」。

這種理論超出了許多人的舒適圈。我的很多學生聽到此理論，會不想相信、感到憤怒或恐懼。我認爲會產生這些情緒，有部分原因是爲了讓我們固守於第三界的現況。如果你能夠專注思想，並立即利用宇宙法則來即時改變事物，該有多好？如果你能夠記起自己曾是可以彎曲時間的揚升大師？

時間與揚升大師

在希塔療癒的共同創造過程中，時間不存在。這是因爲思想移動的速度比光速更快，從而可以彎曲時空連續體。每當你將意識發送到七界各界，你都在以希塔腦波進行跨維度的時間旅行。

既然你是正在體驗第三維度的跨維度存有，而且時間並不存在，那麼你是根據什麼道理，認爲你這個當下只有在經歷現在這段人生而已？也許你同時在歷史的不同時期、甚至在宇宙裡的不同時空過著多重生活。

例如，我知道我擁有人類肉身，但我可以使自己進入一種心境，來詳細體驗我某一段前世。接下來，就是領悟到我的靈魂同時存在於其他時空，同步感受多重人生經歷。我藉由連結到這些多重人生與保持這種心境，而產生上述的領悟。如此一來，我就能有意識地覺察到我的多重人生體驗。

彎曲時間法則

當我們影響時間法則時，請記住我們只是在彎曲它，我們並沒有改變整個地球的時間法則，我們只是針對與自己有關的時間做了調整。假設我和另一個人，早上上班路線都一樣，但開不同車。如果我彎曲時間以便趕到工作地點，可能我只需要三十八分鐘，但另一個人可能需要四十五分鐘。我只是幫自己彎曲時間，而不是幫其他人。我和其他有自由意志的數十億靈魂共同生活在地球，我不能違背終極眞理這個大前提。切記，失去療癒能力的最佳方式，便是開始否定上帝的存在，還有干涉他人的自由意志。

當我們在靈性層面掌握了彎曲時間的能力，我們可以用「切換人生階段」的方式，到過去創造一個新的「現在」，從而改變未來。我相信有某部分的我，正在未來觀察著我現在正在做的事情。我知道這個情況，是因爲我能夠在事情發生之前，就已經用「想起來」的方式知道它們會發生。

如果我們能夠預測某事件會發生，而在事情確實發生之後得到驗證，這也證明了我們的靈魂能以來回穿梭現在、過去和未來的方式而創造未來。

大家會問我：「當我活在『現在』，過去和未來怎麼可能同時發生呢？我怎麼能看到未來和過去？這是什麼原理？」

我會以反問兩件事的方式，來回答以上問題：「如果你沒有看到生病的人未來會康復，你怎麼能告訴他們會康復呢？如果你覺得自己無法影響未來，你要怎麼進行療癒呢？」

當我們下指令叫某人的身體細胞恢復健康（顯然這是他們期望的結果），我們就等於創造了「在事件發生前就先預見該事件」的實相。

預測未來

然而，當我們看到未來時，我們看到的是恐懼創造的畫面，或者是在沒有恐懼和自身信念的影響下所做的預測？兩者有很大的不同。例如，我曾經目睹一位朋友創造出某種情境，導致她的丈夫最終離開了她。我認爲她的恐懼如此強烈，以至於她將這種情境顯化爲實相。這在靈魂伴侶方面也是一樣的。有許多人對於「永遠無法遇到自己的靈魂伴侶」此想法帶有強烈的恐懼，以至於永遠遇不到。

只要最終結果是有益的，無論是預測或是顯化，其實就不重要了。然而，在某些情況下，了解二者之間的區別會有所幫助。重要的是相信未來並非一個定數，而是可以改變的。同時可能也要覺察看看，你是否因爲接受他人灌輸的恐懼，而阻止自己看見並創造自己的未來，就像下面的故事所述。

我曾經遇到一位想要孩子的年輕女士。她去找一位通靈者諮詢，對方告知她永遠無法擁有孩子。她來找我進行解讀時，我對她說：「眞有趣，因爲我看到你未來會有三個孩子。」

她說：「哦不，我的體質無法生育。」

後來，我再次見到她。她告訴我她現在有了三個孩子。

顯然，那位通靈者看到了她最大的恐懼，並將她的恐懼當作眞實信息而投射在解讀結果。這就是直接用眉心輪解讀和穿越頂輪連結第七界來做解讀的區別。

解讀未來與記起未來

在希塔療癒中，我們教授了兩種看到未來的方式：解讀未來和記起未來。

解讀未來單純只是感知最有可能的未來。表面上，我們每個人都用自己的思想和行動創造自己的未來。我們每個人都在編織一個代表我們人生的圖案或一幅馬賽克。而這些行動可以透過自由意志進行改變。然而，大多數人的未來是可預測的，因爲他們不知道如何改變生活方式和慣性模式，以爲那就是所謂的「命運」。

但是，一旦一個人意識到自己並不受命運的束縛，他們的未來就會有許多可能性。人生有無限的可能，只要在適當的時間運用合適的方式，小小的行動都能改變未來。這樣每個人都能掌握自己的未來，並爲未來負起責任。

一個好的解讀者可以預測某人最有可能的未來結果，但人的自由意志能夠在美好的神聖時機中彎曲命運和時間，這是人一生的靈魂使命。

以下的故事講述了我產生上述體會的原因。

我在紐西蘭上完課要回家的前一晚，我突然有種感覺，好像應該上七看一下這趟行程在未來會有何進展。我看到班機會因爲某種原因延誤，我將不得不在鹽湖城過夜，而且我沒有可以換洗的衣服。

此時我問自己，我是否以某種方式創造了延誤情境？我想，也許在觀想班機會延誤的畫面時，我也在以某種方式創造此情境。然而，我還是在隨身行李中多帶了一套衣服，以防萬一。

有了不少的旅行經驗之後，你會知道一旦班機起飛就可以放心，航空公司會好好照料乘客，你無論如何都會到達目的地。或許不在你預想的那天，但終究會抵達。此外，你也會取回你的托運行李……至少怎樣都會拿到。

當你需要多次轉機，你會覺得隨身行李好像變得越來越重。因爲這樣，我不在隨身行李放太多物品。如果你像我一樣經常旅行，你會知道怎麼取捨可帶或可不帶的物品。所以我在打包額外的衣物時，蓋伊就問我在做什麼。

我告訴他：「我們班機會延誤，所以我多帶衣服以防萬一。」

他因爲這趟長途旅行而感到疲累，他對我說：「好吧，隨你吧。如果你想帶，你可以帶，但明天早上我們要很早出發，我希望班機不會延誤。你確定你不是在創造這個延誤情況嗎？」

我說：「不是，我不這麼認爲。」

我們從紐西蘭這邊要起飛的第一段班機開始就延誤了。而抵達洛杉磯後，要轉機飛到鹽湖城的班機也延誤了，最終我們在機場睡了幾個小時。當我們終於到達鹽湖城時，我們已經錯過了當晚所有的航班，並被告知我們必須在那裡過夜。航空公司為我們安排了一家不錯的飯店，猜猜誰有換洗的衣服？相信我，旅程衍生的狀況到了此時此刻，擁有乾淨的衣服是一種天降甘霖般的奢求！

顯然，我多帶一套衣服改變了我的未來，但我不覺得自己能改變航班延誤的情況。

幾週後，我開始對即將來回義大利的「回程」班機，產生一種奇怪的感覺。我上七請造物主讓我記起這趟旅程的未來。我記起的情景是，我們在華盛頓特區的班機延誤，不得不在維吉尼亞過夜。這對我來說眞是摸不著頭緒。如果我人在華盛頓特區，為什麼要在維吉尼亞過夜呢？儘管如此，我看見我需要換洗衣物，於是我再次在隨身行李中多帶點衣物。

這次蓋伊看到我這麼做時，他說：「嗯，我想我也要多帶一套換洗的衣服。」

果然，天氣因素而延誤了班機，我們被困在華盛頓特區。所有的航班都停飛，我們能夠入住的最近旅館在維吉尼亞，搭計程車需要一小時的路程。由於我們無法忍受睡在機場的地板上，因此我們搭計程車，一路睡到抵達旅館。

所以我問大家，我有辦法防止這一切發生嗎？很抱歉，我無法用我潛意識的力量，阻止那天晚上數以千計的人被班機延誤。但是，我看到了在我自己的模式中可以改變的情況，我改變了它們。

事情是這樣的：你無法看見你的未來，因爲它還沒有發生，但你能記起你的未來，因爲一切都在同時發生。所以，你會上七請求造物主給你看一些具體的東西，詢問：「上次我這麼做的時候，發生了什麼事？」

這個概念可能會讓有些人慌張，因爲他們不想看到自己的未來。如果你感到有點恐慌，那麼是時候對任何未來相關議題，進行信念挖掘轉換的處理。

未來議題方面的信念處理

能量測試：

「看見我正在創造的情境是不對的。」

「我做出的每一個決定，都會對我的未來產生正面的影響。」

「我創造自己的實相。」

θ

下載：

「我知道如何在不對未來感到緊張或恐懼的情況下，過好自己的日常生活，我也知道這是什麼感覺。」

「我知道如何在不氣餒的情況下施作療癒。」

「我有耐心讓自己擁有精湛的療癒能力。」

有些人會因爲死亡之門❷而恐慌。但面臨此情況時，他們是否一定要接受呢？不，他們有選擇的權利，而且我也會這麼如實以告。例如，如果我正在幫某人解讀，並看到他們在幾個星期內會有面臨死亡的可能性，我也許會說：「你知道嗎，如果你想留在地球上，你就必須做出一些決定。」

做決定是改變的關鍵。你做的個人決定會影響你的未來。當你上七記起自己的未來時，你要找的是如何在私人領域做出不同的決定來改變未來。

---

❷死亡之門意指「離死亡很近的情況」。

有時候當你去看自己的未來，可能無法看得很遠，因爲你還沒有創造出那個未來。但去看到自己正在創造的未來，並不是錯的，這樣你才能去改變它。對於想要鼓起勇氣而藉由小小舉動來改變世界的角度而言，記起未來是很有效的技巧。

有某個迷信的說法，認爲直覺者無法看到自己的未來，這是不對的。他們不僅可以看到未來，還可以創造未來。

以狹隘的實相機械論來說，此論點認爲人無法看到自己的未來，是因爲未來還沒有發生。但我相信過去、現在和未來是同一件事，它們並非各自獨立存在。我相信我們同時生活在這三個時空中，就像我們能夠回憶起過去一樣，我們也能夠記起未來。我們的DNA譜系就像將過去與現在、現在與未來連接的鏈條。我認爲我們有一部分的意識超越了過去、現在和未來，這就是「內在神性」，是我們所有人內在的創造力火花，使我們能夠改變實相。

如果你連結造物主並要求記起未來，你絕對可以看到非常清晰的未來。但不可否認的是，這需要練習。很多時候，人們試圖看到或創造想要的未來，卻沒有考慮到周圍的人和各自的神聖時機，也就是他們投生前同意在此生實行的計畫。我舉一個很貼切的例子，有的人認爲自己可以施咒語（**將思想意念投射到另一個人身上，來傷害或控制對方的生活**）。這是第五界的行爲，且違反了自由意志的法則。

一個良好的直覺者，完全不會受他人負面思想意念的影響，並能輕易意識到自己正在創造生活中的一切，在過程中能同時意識到他人的人生和權利。

有幾種方法可以記起你的未來。其中一種方法是上七與造物主對話，請求閱讀阿卡西紀錄。但我比較喜歡上七請造物主讓我站在宇宙的邊緣，這樣你就可以同時看到你的過去、現在和未來。這個方法有一個附加的優勢：一旦你能夠看到自己的未來，你就可以直接改變它，或者更棒的是，你可以在走上重要的神聖時機時創造未來。

θ

記起你的未來

1. 上升到第七界（參見第41、42至43頁），並下指令：「一切萬有造物主啊，我下指令（或請求）看到並記起我的未來。謝謝。完成了，完成了，完成了。」此時你會被帶到宇宙邊緣的第六界，這是因果法則所在之處。你可以在這裡看到截至目前為止，你的行為在生活中所創造的結果，包括未來和過去。
2. 請站在那裡一段時間。你會看到兩面鏡子，在你左右各一面，你可以在鏡子裡看到所有的過去和未來。

3. 你也可以透過因果法則前往阿卡西紀錄，因為因果法則和時間法則相互重疊，而時間法則與阿卡西記錄相互重疊。在那裡停留一下，看看你正在人生中創造些什麼。

4. 當你觀察未來時，請問問自己：「上一次這種情況發生時，我做了什麼來改善情況？」

最能有效記起未來的方法如下（也是我最喜歡的方法）：

1. 上升到第七界，請求前往你所詢問事件時間點的隔天。
2. 見證你在那個「隔天」的意識。
3. 請下指令：「造物主，上一次發生此事件時，來龍去脈是什麼？」或者「造物主，請讓我記起發生了什麼事。」
4. 靜靜觀察。
5. 你看完未來後，請將自己的意識帶回現在的時間。
6. 你所記起的未來事件真的發生後，比對一下你當初感知到多少程度。不要過

θ

度關注你記錯了多少，而是關注你記對了什麼。這樣的話，你就能訓練你的大腦去感知正確的未來。

當你第一次做這個練習，可能會過於著重你的恐懼，從而得到錯誤的答案，或是在你的未來創造了負能量。請挖掘轉換信念來解決此問題。

一開始練習時，最好先看往後幾天的未來就好。

如果你去看一年後的未來，你可能會發現到有不少重要事件即將發生。當你想看這麼遠的未來時，你可以分開看各個月分，並請求看到每個月分的所有重要事件。你也可以專注於生活中的不同面向，例如家庭、工作、人際關係等。

當你去看這麼遠的未來，你的意識回到現在後可能會感到有點頭暈，所以最好能讓自己好好和當下的時間和地點接地。因為你正在訓練大腦做一些它可能不習慣的事情。所以，如果你看到一月分發現某些事，但實際發生在二月分，請不要氣餒。你看對了，只是時間有點誤差。重點在於獲得正確的信息，而不是一直陷在信息錯誤的懊惱裡。「預見未來」是一個需要練習的技巧，因此請練習、練習、再練習。但練習次數不要多到一直在看未來，而忘了享受當下。

我解讀未來時，我會觀察事件發生的季節，是春天、夏天、秋天還是冬天。對於生活在沒有明顯季節變化地區的人來說，可能有些困難。此外，如果你觀察的事件發生在南半球，請記住季節和北半球相反。

記起他人的未來

在這個練習中，你將記起另一個人的未來。最好只記起一週後的未來，且不要嘗試改變幾個月後的事件。在審慎情況下做此練習之前，你必須至少正確看過一百次未來。

1. 問此人想知道未來哪一個即將發生的事件。
2. 徵求幫對方記起未來的許可。
3. 上升到第七界（參見第41、42至43頁），並下指令：「一切萬有造物主，我下指令（或請求）現在看到並記起（人名）的未來。謝謝。完成了，完成了，完成了。」
4. 造物主將帶你到因果法則之處。靜靜觀察。看看此人正在生活中創造什麼。
5. 請詢問造物主：「上一次這種情況發生時，（人名）能做些什麼來改善情況？」

命運改變者

作爲被派來幫助地球提升愛與和平的存有，揚升大師們具備一種我稱爲「重新來過」的能力。實際上，我們許多人都已經再次回到地球，來改變我們第一次來這裡時無法改變的人生事件。我們透過未來的自己來實現這一點，因爲未來的我們意識到，爲了能夠完成未來的使命，我們必須改變過去。

在一九九五年之前，揚升大師們不被允許干涉地球的未來，但現在他們可以採取行動來阻止已經發生的未來。我所說的「已經發生的未來」，指的是有某個未來很有可能走向世界末日。先知們預言了末日事件，我認爲有一些靈性能量，已經回來改變會導致這場災難的事件。

揚升大師不僅能夠感知最合乎邏輯的未來，還可以看到假使做出不同決策會發生的不同結果。也就是說，他們能夠看到多重未來可能性。他們能夠看見一個事件可產生的各種未來，以及最可能的結果。如果他們使用「記起未來」的技巧，他們可以看見與地球有關的整體大規模事件結果。透過這種方式記起未來，他們很有可能改變諸如大屠殺、社會動亂、戰爭和其他暴力行爲等事件。

無論運用程度多寡，我都稱使用這種技巧的人爲「命運改變者」，因爲他們以未來的意識記起上次發生了什麼事，然後藉由辨識出當下需要改變的事件，進而改變未來。他們也看到自己在未來做出的決策，同時改變該決策。我相信，此時地球上有很多命運改變者，因此會有

「世界末日」和「世界重生」這兩個實相重疊的現象。

我們越是做出能創造積極結果的選擇，越不太可能導致自我毀滅。尤其是從事身心靈療癒的人們，都會做些小善舉，而這些善舉能促成強大的變革，進而拯救世界。

作爲命運改變者，我們有一份清單，列出我們在這裡要改變的事物，以及我們在這裡要幫助的人。在完成這些事之前，我們都不會放棄。即使我們在這一生中無法完成這些清單，我們仍可以回到這一生，完成我們來到地球該做的事情。我相信我們會多次回到同一個時空，以不同的嘗試來改變情況。

我相信我們的靈魂具有廣闊的能量。靈魂的智慧令人驚嘆，遠超出這個第三界的身體。這表示靈魂可以同時存在於許多地方。

如果將第三界意識比喻爲一條河流，那麼逆流而上的積極突破，和隨波逐流的消極順應，這之間的差異取決於「是否願意改變命運」的思維。我的任務（包括跟我有同樣任務的其他人）在於提供覺醒的機會，讓人們改變自己的信念，爲自己創造想要的生活。我剛認識蓋伊時，我告訴他我們因爲特殊的原因來到地球。我們的靈魂爲了特定的使命，投生到這個時間和地點。

如果現在不做些什麼，人類自毀的本性將會取勝，就如許多未來支線可能發生的情況一樣。但我們一直在學習，透過療癒集體意識改變這種情況。我們的靈性越能領悟到我們有重要的事情要做，就會連帶領悟到：我們的存在，其實超越這個肉身，也超越這個時空。

既視感（似曾相似）

你是否曾希望自己應該聽從老朋友的建議，按照對方的建議去做某件事？你是否曾做過一個決定卻後悔，希望能重新來過？這些想要「重來」的「既視感」訊息，是造物主對我們靈魂的低語。

我相信，當我們接近需要改變的重要事件時，就會發生「既視現象」的體驗。我們未來的自己開始意識到「自己身處於這個時空」，並感受到可以改變這個事件的時機即將到來。

如果你知道有一個未來的自己，而且我們來到地球是爲了改變事情，你會怎麼想？如果你知道改變事情的時間點、地點和方法，你會怎麼做？我們在這個世界上的言行舉止皆非常重要，因爲我們在這裡是爲了做對的事。一旦我們在這個時空做對了，我們未來的自己將不再需要返回過去改變事件。

萬一你今天早上做的一個決定，能影響整個世界呢？萬一你告訴某人他可以改變地球，他因此朝這個目標前進而成爲了一國元首，這樣的變化全是因爲你告訴他，他能做得到呢？

幾年前，我的人生遭遇到困難。當我從靈魂的角度回顧我的人生，我意識到我這次在此生所做的事情，比我上一次活在同樣這個人生劇本時的應對方式要好得多。上一次，情況失控了，但這一次因爲我沒有反應過度，所以我用比較好的方式處理事情。起初我還是會想做出負面反應，但我已經能夠聽從神聖的建議。這就是爲什麼，意識到自己何時處於「重來」心境的時間點很重要。

對我來說，「既視感」是一個警示，來提醒我生活中即將發生需要改變的事件，而我的靈魂自我正在提醒我迎接挑戰。當我有「似曾相識」的感覺時，我會對自己說：「上次這種情況發生時，我做了什麼？這一次我的做法將有所不同。」

我相信，每次你有「既視感」的感覺時，是因爲你以前已經活過這樣的人生，現在你有機會做些改變。「既視感」是一種提前警報系統，來提醒我們即將出現需要改變的事件。

拯救生命

以下故事所舉的例子，說明如何運用未來訊息，來改變上次已活過這一段人生所發生的事。

我先說明一下故事背景：蓋伊有一位前妻，就像許多離婚的人一樣，他們現在唯一會有聯絡的時候，都是跟婚內時所生的孩子有關。透過蓋伊的兒子泰瑞，我們知道他的前妻與一位高大且非常暴躁的女人有一段關係，而她們經常激烈爭吵。

某天下午，我在家悠閒地和蓋伊一起坐在沙發上看電視。然後，我不經思考地望向蓋伊，說道：「今晚是你前妻被殺的時候。」

蓋伊看著我幾秒鐘，說：「什麼?!」

我說：「她的女朋友今晚會開槍打她。」

蓋伊不可置信地問：「你在說什麼?!」

「上次這種事發生時，」我告訴他，「她被槍殺身亡了。」

蓋伊問我：「我該怎麼做呢？」

然後，在不再問我任何問題的情況下，蓋伊立即打電話給當時與他前妻住在一起的泰瑞。

他問泰瑞：「你今晚打算做什麼？」

泰瑞說：「我要出門，她們又在吵架了。」

蓋伊說：「泰瑞，幫我一個忙，今晚哪裡都別去。待在家裡留意狀況。就當作幫我個忙吧，好嗎？」

「好啦，爸。」

半個小時後，泰瑞打電話給我們。看起來爭吵越演越烈，那個女友拿出槍，想要對他的母親開槍。

由於我的警告和蓋伊的介入，泰瑞在那裡保持警惕並做好準備。他成功地將這位高大的女人制伏在地，勇敢地奪下了她的槍。他很可能拯救了他母親的生命。

之後警方介入，這段關係終於了結。不過，這個女人跟蹤泰瑞的母親一段時間，最終警方因其他罪名逮捕了她，她因而坐牢。

如果不是因爲我來自未來的訊息，我認爲事情可能會走向完全不同的方向，蓋伊的前妻那晚很有可能就被殺害。我們有機會改變結果並做正確的事。我改變了未來，因爲我意識到了之前發生的事情後果。這種感知帶有一種似曾相識的感覺——仿佛這是我從未來回來要改變的事情之一。

這個經驗不僅拯救了某人的生命，還幫助了蓋伊和我培養美德，因爲我們兩個都克服了某人過去刁難人而讓我們產生的懷恨情緒。

既視感不僅能提醒我們小事件，還能告訴我們何時有機會改變大事件的結果，例如颶風、戰爭和地震。如果我們經常練習上七到造物主那裡，並請求記起「上次發生了什麼」，就能在適當的時機做出不同的選擇，情況就可以得到修正。

θ 命運改變者的未來處理改變未來的方法：

θ

1. 連結到第七界（參見第41、42至43頁），並前往你想記起的事件發生後的隔天。
2. 如果你覺得自己看到的事件結果不理想，請讓意識回到現在這個當下，並針對能改變未來的決策做出調整。
3. 然後再次前往未來，看看調整後的決策是否已經改變了結果。
4. 請造物主幫你下載：「我知道透過回到過去來影響現在，進而能夠影響未來。我知道如何以這樣的方式創造我的未來。」

如同其他事情一樣，這個技巧需要練習，而且你可能無法一次就能改變所有事情。

我不確定我們可以「重新來過」多少次的人生。但我確信，我們在這裡是爲了改變地球。我們在這裡教導正確的改變方式，那就是透過愛來改變。只要有一百位希塔老師改變他們的信念，並爲每個國家提供覺醒的可能性，就能轉換地球的意識。想像一下，如果有一千位老師的話，我們能達到什麼樣的改變境界？如果有一萬名來自各種以愛為本的身心靈門派療癒師，我們就能改變我們已經歷的事情。

入身靈

許多年前，我嘗試了催眠。在某次療程中，我說到我的靈魂只有投生到人類肉身幾次，但我已經被入身靈接管肉身二百七十四次了。當時我的表意識無法了解「入身靈」這個名詞的意思，但在催眠狀態下，我又好像懂。隨著時間的推移，我對這個名詞的意義有了更深的理解。

印度教徒相信，入身靈是高度進化的靈魂，祂們自己的人生尚有未竟之事，所以用來自另一維度的靈性本質回到人間，確保事情按照原定方向進行。祂會接管一個即將死亡或希望死亡之人的肉身，以完成此人的使命。這並不代表接管身體的靈魂是遊魂，或者擁有肉身的那個人被附身——入身靈是開悟的存有，祂帶著善意的使命回到人間，並與即將離開肉身的原靈魂，在靈魂層達成協議。

我相信許多人來到地球，都是為了完成我們的神聖時機，也就是我們這一生的使命。如果我們沒有完成要做的事，我們可以回到人間，入駐一個不再有人使用的肉身，或者當我們的靈魂離開身體時，另一個開悟的靈魂可以入駐來完成我們的使命。這可以解釋，某些人經歷瀕死體驗後，個性會有些變化。

在其他情況下，入身靈是以靈性本質入駐我們的肉身，透過協議來與我們共用肉身。所以，這個肉身會受到額外靈性能量的驅動。這個現象與靈魂同時體驗多重人生是不同的。

然而，入身靈的情況比你想像的還罕見。許多具有靈通感知能力的人，會強烈地感覺到自己像入身靈一樣「進駐」了自己的人生。但我認爲在大多數情況下，他們將入身靈與自身的能量混淆了，這個自我能量應該是從未來回到當下意識來改變某些事情所衍生。

我也認爲，人們所謂的入身靈，實際上是來自前世或未來的某部分高我。當某人當下這個高我，與自己的肉身融合度越來越高時，也可能會以爲這是一種入身靈現象。

有些人在童年關閉了靈通力，當這些能力日後被喚醒時，他們會以爲是入身靈進駐他們的身體。這在某種程度上解釋了他們身上正在發生的巨大變化。

這些人都會將自己歸類爲被入身靈進駐的人，但其實完全沒有高靈接管他們身體。眞正的情況是，他們開始意識到自己的靈性特質和靈通力，這種能力可能會讓他們覺得與家人不同。有時候，他們可能比較喜歡把自己當作被入身靈接管肉身的人，因爲這樣不需要試著向他人、甚至是向自己解釋爲什麼會有靈通力。

當有人來告訴我，他們被入身靈進駐時，我會教導他們清楚知道靈魂在身體中是安全的感覺。這樣有助於靈魂與肉體合一，從而不再分離。

神聖時機

許多年前，我開始做解讀服務時，我在愛達荷瀑布市遇到了一個也對替代療法感興趣，且教授神經語言程式學（NLP）的人。我們曾經討論生命的意義，以及我們來到地球的原因。有一天，他問我人生想要有何成就，我的回答讓他困惑了。我告訴他：「我想看到有人的手臂重新長出來。」

他告訴我這是不可能的，是個不切實際的目標。我們繼續對話後，他說：「維安娜，你有個毛病，你一直認為你要拯救這個地球。在現實生活裡，這種想法是一種幻覺。人們必須自救，你應該要關注自己，而不是關注世界上的其他事情。」

我內心覺得他的想法很自私。我知道一個人的力量就有可能帶來改變。我也知道世界上一定還有很多像我一樣的人，他們是我靈魂家族的一員，他們一樣希望這個世界停止愚蠢的行為。然後，我開始產生「有一群人為世界帶來正面影響」的預視畫面。

我早期產生靈魂家族開始齊聚一堂的這些預視畫面，是我當初建構希塔療癒成為現今模樣的部分原因。我們沒有階級之分，沒有所謂的將軍或隊長。我們都有特定的心態共識，也就是以「我們可以改變世界」為重。我們在第三界是一個靈魂家族，因為我們在第五界就已經是如此，那是我們的家園。我們一起合作，是因為我們相親相愛。這是希塔療癒能夠傳播出去的唯一方式。這不代表每個人都必須成為希塔療癒的一份子。唯一需要做的，就是在集體意識中創造一個臨界點，來促使數百萬人產生變化。也許只需要大家改變一些信念，就足以使世界形成傾向良善的平衡狀態。

創立希塔療癒其實是我神聖時機的第二階段。神聖時機是我們投生之前，就同意和計畫好要在第三界做的事情。當我們的靈魂覺醒和領悟到神聖使命，就會開始實現神聖時機。當這種情況發生時，神聖時機之門會打開，我們就有機會履行使命。

我們要如何執行使命取決於自己。但是我們的靈魂會確保自己是否有走在能夠完成神聖時機的正確方向，這是因爲靈魂的需求比表意識更重要。

我神聖時機的第一階段是擁有孩子。一位占星師曾經告訴我，我的家人和我一起來到地球是爲了執行神聖使命。這倒是眞的，因爲他們都在爲我工作。他們是我第三界靈魂家族的第一批成員。希塔療癒等於幫我匯聚了其他的靈魂家族成員。

我知道我有四個重要的神聖時機。第三個神聖時機是完成我青少年時創作的繪畫作品。當我終於看到第四個神聖時機，我眞的倍感壓力，因爲我還在努力執行我的第二個神聖時機。希塔療癒眞的是一個博大精深的神聖時機！

我某次教課的時候，一位學生問我：「當你知道世上大多數人不相信希塔療癒、覺得你在教一些奇怪的東西，你卻要整天站著教授希塔療癒，是不是很辛苦呢？」

我對她說：「你在說什麼？奇怪的是他們，不是我！我才是正常的人！」

這就是爲什麼我教授希塔療癒。因爲我對它有信心，我正在喚醒我的靈魂家族。我教學的對象是相信這套療癒法的人，我眞的不在乎其他人怎麼想。傳授我相信的眞理並不需要太多勇氣，但過程確實並非一帆風順。有時候我疲憊不堪，但我仍然起床爲需要我幫助的人進行解讀。我內心深處有一股力量，驅使我幫助他人。

我教課早期，有時候會因爲旅行舟車勞頓而在上課前一天感冒。蓋伊會說：「你應該取消課程。你不舒服，不能以這種狀態教課。」

但是我告訴他：「不，我要教課。」

然後，我就在上課之前康復了。

蓋伊覺得這很奇怪，當然對某些人來說，可能一樣覺得奇怪。但是我能迅速好起來，是因爲我內心深處有一股動力推著我前進。這股力量像是在告訴我：「我們可以改變這個星球。」我對教學的熱忱動力與我的神聖時機有關。隨著時間的推移，蓋伊開始明白，無論人生帶給我們什麼樣的挑戰，無論會面對什麼樣的變數，我們一定會被推動完成神聖時機。

我學到了區分神聖時機和自己的信念，是很重要的一件事。多年來，我一直害怕會在蓋伊的照看下離世。但事實上，是他害怕我會在他的照看下離世，與任何既定的未來事件無關。那是他的恐懼，而不是神聖的力量傳達給我的訊息。

然而，在某種奇妙的程度上，我確實知道自己如果陷入昏迷，我會復活。我相信我二〇〇七年在羅馬短暫陷入昏迷的經歷，是我神聖計畫中的一部分。在某種程度上，我必須盡可能接近死亡的邊緣再復活。我認爲我的靈魂刻意讓自己從死亡當下返回人間，我也認爲這是我爲自己安排最爲重要的經歷之一。在昏迷的一個月前，我告訴大家，等到我陷入昏迷再醒來、或我讓某人起死回生，我才會開始教DNA3（希塔療癒課程之一）。顯然我在某層面上一直想促成這個經歷發生，我才能知道是否可行。

這在古代是一種「你有資格死而復生嗎」的考驗。當我復活回來時，我感到非常安全，因此我可以胸有成竹的說：「我親身經歷過，我懂這個感覺。我知道我們有辦法瀕死再復生。所以，我知道每個人都可以療癒自己的身體。」也許這不是所有人都應該經歷的事情，但我知道這是我神聖時機的一部分。我嫁給蓋伊時就跟他說過：「如果我陷入昏迷，不必擔心，我會回來的。不要關閉任何生命維持設備——我會回來。」

我小的時候，對大型機構有一種恐懼感。我腦海產生過被捆綁並鎖在一個房間裡的預視畫面，而且沒有人能聽到我的呼喊。在羅馬的醫院裡，他們用約束帶綁住我，因爲他們給我注射了高劑量的普賴鬆❸，如果我站起身來，心臟就會承受不了而爆開。而且義大利醫生無法理解我在說什麼，我也無法理解他們。當我試圖與他們交談時，他們只是困惑地站在那裡。最後他

❸某種類固醇藥物。

們不得不找來懂英語的醫生。然後我想起了童年閃現的片段畫面！我以前見過這一切！

從那時候開始，我就會看到各種實相與各種未來可能性的預視畫面。我見過地球變化的混亂景象；我見過地球的毀滅。我逐漸明白，即使是某種特定未來，這個未來的可能性也會一直變化。如果你上七問造物主：「地球會被毀滅嗎？」你每天都會得到不同的答案，因爲我們每天都在改變我們的信念。

如果你知道自己的神聖時機是幫助二十二萬四千人，你可能會感到不知所措。如果你知道，光是自己的存在就能改變一百四十萬零四十二人的生活，你可能會因爲太過慌張而無法完成你的使命。

但是，若你的神聖時機是於二〇一八年五月十八日，在新加坡幫助一個特定的人，你就會動身去新加坡幫助那個人。你的神聖時機可能是一件很小的事，比如在合適的時間和地點、說出對的話來激勵某人，而這個行爲將改變世界的振動。

你可能不相信我，但這並不重要。這就是爲什麼我不主動告知神聖時機，我會讓大家自己去發現。

日本海嘯

雖然我不會主動告訴別人他們的神聖時機，但在教學時，有時我腦海會閃現學生神聖時機的片段畫面。有的預視畫面會讓我感到不舒服，尤其是當我知道自己無法改變結果。接受事實，有時是一件非常困難的事情。

二〇一一年日本地震和海嘯發生的前一年，我在日本舉辦了一個教學研討會。在其中一堂課上，我開始看到學生們的神聖時機片段畫面。我看到第一排的一位女學員，在禮堂裡教授成千上萬的人。然後，我看向她旁邊的女學員，卻看到了令我震驚的事情：她被洪水淹沒捲走了。她被捲走時，一邊把一個嬰兒推到安全的岸邊，然後她就消失了。這個預視畫面讓我非常心煩。

等到我再去日本，已經是海嘯發生兩週後。我在課堂上第一個想尋找的人，就是那位女學員。我知道她不會在場，但我還是找了找。她眞的不在場，這讓我非常傷心。從那時起，我就不想再去看別人的神聖時機。

然後造物主告訴我：「維安娜，有些人一生中只爲完成一個神聖的行爲而活著。如果那位女學員最後的神聖時機，是拯救一個非常重要的嬰兒，那麼這種前往下一世的方式非常了不起。」

我不知道那位被拯救的嬰兒現在多大了，但我可以告訴你一件事：他將成爲一個了不起的靈魂！

並非所有的神聖時機都會有一個快樂的結果，但我猜這取決於你的視角。

神聖時機是無法改變的

我得說，當我們與神聖時機和諧共處，生活就會變得更輕鬆。神聖時機總是令人驚嘆，充滿奇蹟的光輝。即使我們無法完全理解它，但對我們而言，它始終是最高善的安排。有些人似乎認為神聖時機類似某種規則，而規則是用來打破的。這與事實相去甚遠。神聖時機單純是一種永恆不變的本質，就像太陽每天升起一樣。

有時候我會聽到有人說：「我要改變我的神聖時機。」如果你想嘗試那麼做，就試吧。但最後你只是在重現終究會發生的相同神聖時機。

有些人說：「我不想履行我的神聖時機，我想創造自己的人生。」好吧，隨便你，如果這麼想能讓你高興，那就這樣吧。你可能終究還是會履行你的神聖時機，卻不知道自己正在這樣做。

還有人說：「好的，我準備好了。我知道我來到這裡是為了完成什麼，我想盡快解決它。」

你竟想盡快解決它！

還有其他人說：「我不相信神聖時機。」

我告訴他們：「那沒關係，反正都會發生的。」

在地球上，無論你想鬧脾氣到什麼程度，你仍然會被引導走上你的神聖時機。

我曾經有個朋友說，如果有人不想履行神聖時機，他可以終止和取消那個人的神聖時機。

我覺得這很有趣，因爲我知道當你入睡時，你的靈魂會重新創造你的神聖時機，因爲你的靈魂知道你眞正需要做哪些事。

請記住，你是自願來到地球。表面上可能並非如此，但在靈魂層面上，你來到這裡是爲了有所作爲。現在，你正在學習如何實現這一點。

如果通往神聖時機的道路變得困難，也許是時候與造物主討論一下。但如果你上七說：「造物主，這條道路我走得不太舒服，我可以選擇不要做嗎？」你覺得你會得到什麼樣的答案？沒錯，是慈悲爲懷的笑聲。（上帝很有幽默感的。）

然後你可能會聽到這樣的答案：「我的孩子，通往你神聖時機的道路不一定輕鬆好走。可能在某個階段很困難，但突然之間一切都變得順利，所有事情都水到渠成、迎刃而解。當你看到這樣的跡象，表示你的神聖時機正在爲你效勞，而且你沒有對抗它。與此同時，也許是時候改變你的信念了。」

爲了準備迎接我們的神聖時機，我們還必須清除諸如金錢等簡單事物的障礙。你準備好接受造物主給予你的豐盛了嗎？造物主會以無條件的愛能量，爲運用這股能量的人帶來愛、歡笑、家人與朋友以及充足的豐盛。因爲造物主不貧困匱乏，造物主是全能的。當我們開始運用與生俱來的權利，不僅可以爲自己的生活帶來豐盛，也能將豐盛拓展到身邊的人。

我想強調的一個問題是：「你想要如何達到你的神聖時機？」例如，你想成爲百萬富翁，還是只想勉強糊口？既然我們都將到達自己的神聖時機目的地，那麼選擇正確的道路是很重要的。而我們可以自由選擇這個抵達目的地的路徑。

我覺得自己曾經試圖逃離這個世界幾次，但由於我的神聖時機，我從死亡邊緣被拉回來，完成我被派來地球該做的事情。我還記得自己曾躺在醫院病床，血壓低到谷底。我記得我的靈魂開始離開我的身體，但我聽到這些輕聲細語：「噢不，不是現在，維安娜。你現在不能死，你要活下來。」這種情況發生在我身上太多次，所以我決定趁我還在地球的時候好好享受生活，因爲還不是時候離開人間，至少現在還不是。

有了神聖時機，我們能成就的事物超乎你的想像。如果我們能準確看到自己的未來，我們就可以精進我們的神聖時機。根據我的經驗，只有兩件事是無法改變的：即將出生的嬰兒，以及即將找到彼此的靈魂伴侶。

感知你的神聖時機

你的神聖時機是獨一無二的，其他人或許能感知其中的一部分，但只有你能看到它的全貌。只有在你做好準備的時候，造物主才會向你展示神聖時機。

θ

請求查看你的神聖時機

你正在尋找自己的神聖使命嗎？請與一切萬有造物主連結，詢問自己是否已準備好知道自己的神聖時機。

所需的美德：勇敢、堅定、勇氣、決心、信心、希望和謙卑。

1. 上升至第七界（參見第41、42至43頁），發出指令（或請求）：「一切萬有造物主，如果我已準備好，請向我展示我的神聖時機。完成了，完成了，完成了，請顯示。」
2. 觀察你的神聖時機。
3. 完成後，用第七界的能量洗滌自己，並與第七界保持連接。

如果你還沒準備好看見你的神聖時機，就不會得到任何訊息。你即使上七想知道，也不會得到任何結果。可能是因為你還有很多信念需要處理，也可能是因為你的神聖時機對現在的你來說有點難以承受。

θ

如果你收到的訊息是：「你是能將一個重大祕密帶給全世界的唯一人選」，那麼很可能是你的小我在干擾你接收神聖訊息。但如果你看到了超越自身利益的偉大事物，表示你不受負面小我意識的影響。

你也可能還有一些阻礙自己得知神聖時機的信念編程。請用能量測試測試以下信念：

「這是我的最後一世。」

「我被迫來到這裡。」

「我討厭地球。」

神聖時機的下載

如果你害怕看到自己的神聖時機，或許事出有因。也許你應該要做的事比你想像的還要多。無論如何，對你來說，重要的是釋放和改變你對「看到未來、找到與得知神聖時機」所產生的恐懼。

下載：

「我知道如何在不害怕看見神聖時機的情況下生活。」

「我知道如何接納自己的神聖時機。」

「我知道我的神聖時機和小我意識之間的差異。」

「我希望以最高善的方式，擁有我前世的記憶。」

「我能記起並感受到我為這個地球帶來的喜悅。」

「我能記起在來到這個地球之前，曾被賦予的所有可能性。」

「我的所有信念層面，都了解神聖時機的定義。」

「我知道如何計畫未來。」

「我知道何謂『機會』。」

「我知道如何善用『機會』。」

「我知道貫徹行動是什麼感覺。」

「我知道計畫未來是什麼感覺。」

「我知道如何看到未來。」

「我了解地球的神聖時機。」

「我知道我的神聖時機是我來到地球的原因。」

「我知道如何實現我的神聖時機。」

神聖時機與自由意志

當我告訴學生有關神聖時機的事，有些人認爲這表示他們的人生已經被安排好了，無論如何都必須要走那條路。他們說：「如果一切都是命中註定，那我還來這裡做什麼？」

首先，我們投生之前同意註定要做的事，並不一定是件壞事。我們同意這個安排，是因爲我們有來到這裡的原因，而神聖時機能有助於完成我們當初設定的目標。我們的確在此生有做選擇的自由。作爲上帝的微小火花，我們擁有自由意志。有時我們會因爲以自我爲中心和固執，而和生命的神聖之流背道而馳，卻反而不解事情怎麼沒有按照我們所想來發展。

但是我們的自由意志不僅僅適用於此生。我們在這一世之前，已做出回到地球時要有何作爲的決定了。這就是我們的神聖時機。這是我們的靈魂層想要做的事情，而不是我們必須做的事情。

如果你以「明白人生的一切都有其神聖目的，而且你也同意扮演好自己的角色」這樣的覺知好好度過人生，你會更容易在第三界生活下去。

大師之子的使命

我發現有兩種不同的神聖時機。每個人會擁有哪一種神聖時機，則取決於一個人的靈魂本質。

第一種是從第五界被派到這裡的大師之子所需執行的神聖時機。這種神聖時機和修得美德有關。這些孩子來到這裡是爲了學習完美善良的愛。

大師之子通常會在一世的時間裡修得好幾種美德，並且繼續帶著累積的美德不斷轉世學習新美德，直到靈魂揚升到第五界而離開第三維度。他們每一世的神聖時機可能都是修得美德。

許多這樣的大師之子都會提到，他們在完成使命之前不能死去。這種內在的渴望是如此強烈，以至於靈魂在完成使命前不會輕言放棄。即使死亡也無法阻止靈魂的神聖時機。如果這一世沒有完成使命，這個使命就會延續到下一世或第四界的靈界。

揚升大師的使命

來到第三界執行任務的揚升大師，他們的神聖時機稍微複雜一些。覺醒的大師通常有一長串要完成的事情——可能有多達八個神聖時機。

揚升大師會不由自主地想要療癒人們，爲地球帶來積極正向的改變。他們的神聖時機可能是喚醒一百萬個靈魂，或啓發一個能夠改變地球的人。（這種動機不常出現在尚未覺醒的大師之子身上。）

許多大師的神聖時機都是第五界的概念「療癒者，療癒自身」。如果是這樣，療癒師可以協助大師，但最終他們的神聖時機是療癒自己。例如，我的一些學生多年來一直在處理相同的疾病。有些人打從出生就有些健康相關問題。雖然狀況有所改善，但尚未完全痊癒。不過，這不代表將來就不會痊癒。

關於靈魂爲什麼會選擇投生在一出生就需要面臨挑戰的肉身，其實眾說紛紜。有人說這是因爲業力。有人說靈魂選擇這個肉身，是爲了學習靈性課題，或是教導父母無條件的愛。但我相信還有另一個原因：我相信有些人創造了自己的疾病，只是爲了能夠自我療癒。

未化解的能量

因爲揚升大師已經來過地球無數次，因此他們有機會遇到在另一個時空認識的靈魂。這些靈魂可能同樣來自第五界的靈魂家族，或是前世的舊識。

如果大師與任何上述靈魂有任何未化解的能量，他們將有機會在相遇時清除這些能量。這些未竟之事可能源於前世的牽絆。不管是什麼原因，這對靈魂將有機會在下一世中再次相遇，並修復他們之間的業力。在許多情況下，人們進入感情關係是爲了修正業力。化解業力後，雙方就會因爲彼此有所成長而脫離這段關係，並繼續展開新的人生。

我們通常會根據記憶中來自其他時空的能量，而遇到有共鳴的靈魂伴侶，這也解釋了爲什麼有些人一生中有許多靈魂伴侶。例如，我結過四次婚，離過三次婚。（是的，我結婚經驗豐富！）我和其中三個人結婚的部分原因是，以更高層次來說，我們之間還有來自另一個時空所留下尚未化解的能量。這不一定是我單方面的未竟之事，對方也可能同時有未竟之事。

還有另一個重要因素：我們彼此已經達成協議，要在這一生成就特殊的事情，也就是我們的人生使命。任何阻礙這個使命的人，都將被排除在外，包括無法與我們共創願景的伴侶。對我來說，幫助地球和進行療癒是如此重要，以至於我和兩任丈夫離婚，我才能夠走在神聖時機的正軌。我知道，如果我不這樣做，就無法實現這個使命。我最後一次離婚的時候，除了保留我的事業、一顆礦石、一張咖啡桌和一間桑拿室，我放棄了我擁有的一切。我知道只要找到能讓我快樂的事物，任何事情都能夠被取代。而看到人們覺醒並學習施作療癒，就是讓我非常快樂的事物。

我和這三個男人離婚，是因爲我們之間懸而未解的問題已經解決了。每一任丈夫都教會我更認識自己，並且幫助我提升意識。儘管某幾任關係非常煎熬，但每一任丈夫都以他自己的方式，促使我覺醒爲一個更有靈性的人。

我目前這段感情關係，是與我的神聖人生伴侶在一起。我這麼說是因爲他和我有相同的願景，神聖時機也與我一致。神聖的人生伴侶與契合的靈魂伴侶不同。這樣的伴侶已經因爲轉世而非常熟悉第三界，而且與伴侶有相同的神聖時機。

當兩個靈魂曾於第五界在一起時，他們轉世投生到人類肉身後就會去尋找彼此，以完成他們在地球上的神聖時機。他們會尋找特定的能量特徵，他們似乎知道那個人長什麼樣子。若兩人共享相同的人生道路，那他們幾乎註定會相遇。

我知道自己和我註定的神聖時機伴侶在一起。我相信當我和蓋伊相遇時，天堂之門敞開而讓我們想起了彼此，並重新墜入愛河。

話雖如此，請理解不是每個人都需要一個神聖人生伴侶或契合的靈魂伴侶，才能完成他們的神聖時機。但許多人都有一種感覺，就是我們不想要孤單一人。你知道爲什麼嗎？因爲我們並非註定要獨自完成使命。我們本來就是要在特殊之人的幫助和支持下完成使命。這表示人生使命的一部分，就是學習如何爲一個人付出所有的愛。

大多數有靈性的人不是在尋找靈魂伴侶，而是在尋找他們應該相伴完成使命的人。不過要找到這個人，有時也不容易。

我知道，爲了讓希塔療癒成爲今天的樣子，我必須有蓋伊在我身邊。在我遇到他之前，已經有很多年的時間，我的直覺讓我在腦海裡清楚地看到他，也因此讓我相信他是我神聖時機的一部分。

集體神聖時機

神聖時機不僅涉及個人靈魂的學習過程，也關乎地球上每個靈魂的集體學習過程。這就是爲什麼尊重每個人的神聖時機如此重要，因爲不僅是爲了他們自己，也是爲了所有人的緣故。

我相信，隨著我們的覺醒和發展，我們會與自己所屬的靈魂家族團聚，這是我們集體神聖時機的一部分。而我們追求的部分神聖眞理，就是以靈魂家族的身分團聚，並共同努力改變我們的信念系統。挖掘轉換信念，能幫助我們了解自己的神聖時機。

以宏觀層面來看，地球本身也有自己的神聖時機。這就是爲什麼我建議你上七的時候，下指令以宏觀視角來了解地球的神聖時機。一旦你對這個宏偉的神性安排有了認識，你就能將新的認知運用到你的解讀、療癒和顯化技巧。當你進行解讀或療癒時，你可以請求看到對方某部分的神聖時機。當你理解了大局之後，你就會知道顯化的時機、該列出什麼顯化內容，以及顯化的方法。

5 第四界

第四界是靈界。當我們死亡並離世時，雖然我們的碳基身體被安葬，但我們的靈體[1]會前往第四界。如果我們尚未獲得足夠的美德，來影響法則並穿梭於不同維度，除非我們選擇再次轉世到第三界，否則我們就會留在第四界學習和進化。而我們回到第四界的次數，完全取決於我們自己，以及我們改變和成長的能力。

第四界的時間和能量特性和第三界完全不同。第三界的一個小時，在第四界只是幾秒鐘的時間。

第四界的能量振動速度遠高於第三界。事實上，它們的移動速度比人眼能感知的速度還快。一旦靈體適應了第四界，它們會發現自己更能輕易彎曲光和振動的本質。

在第四界中，所有感官都變得更敏銳，那裡的靈體仍然需要某種形式的養分。第四界（和第五界）仍然有男女本質之分，靈體在這兩界仍會有感情關係。

第四界的靈體會達到新的學習境界。第四界分爲幾個部分，會教眾靈了解第一界、第二界和第三界的能量。第四界亦允許靈體影響第三界的人們。許多高度進化的指導靈即來自第四界。透過幫助第三界的人們，第四界的靈體就能夠成長。隨著自身的成長，它們即可獲得邁向下一階段所需的能量。

死亡——只是一個開始

當我們到達第四界，我們突然能夠看到成千上萬種顏色。感知變得更加敏銳，每一種感官都變得突出，所有事物的運行速度都看似變快。死亡不是終點，只是靈魂振動頻率產生變化罷了。

當我們跨出三維能量，時間就不存在。在地球上，時間是一種祝福，因爲它告訴我們什麼時候該回靈魂的家。變老是一種祝福，但我們卻因爲害怕變老和死亡，而沒有意識到這一點。

有些人在變老時，會發生奇妙的事：他們開始感受到自己生命有限，並重新回到宗教的懷抱。通常會是他們從小到大接觸的宗教，甚至很有可能是他們大半輩子都不太接受的宗教。

這是因爲很多人害怕被審判。每個人都知道，當你離世，你要對你的此生負責。但審判你的不是坐在寶座上那位如父親般的上帝；最嚴厲看待你人生的人，是你自己。你對自己的苛

❶這裡的靈體指的是「spirit」，非中文慣用的靈魂「soul」。

刻，將遠超過上帝檢視你的程度！

以完美的愛創造宇宙的這股造物能量，了解你的一切。祂知道你小時候被對待的方式、清楚你在人生每一階段的感受，祂有絕對的慈悲心、不帶批判地愛你。

遊魂

有些人臨終時，會覺得自己這一生做得不夠好。因此，帶有這種感覺的靈體，會害怕前往造物主的白光。它們害怕被審判。它們可能確實做了壞事，或者可能慘死，感覺自己的人生未了。另有某些靈體之所以不回去上帝的光，是因爲被自己的信念系統所困。這類靈體會暫時被困在第三界和第四界之間，我們稱爲「遊魂」。

通常，遊魂會有待解決的問題，或其他形式的未竟之事。如果它們能完成這些事務，就能立即進入上帝之光。假設，一個人自殺而成了遊魂，原因可能是它想告訴父母它愛他們，並對它所做的事情感到抱歉。在傳遞出這個信息之前，它將停留在這兩界之間。一旦它被送入白光，或者能夠克服它的恐懼並邁向下一階段，它就能以第四界守護天使或指導靈這類更好的身分形式，來向父母表達它的愛。

遊魂所在的空間，不存在時間。一個靈體可能在一八一四年死去，卻出現於現代，而完全沒有意識到時間的流逝。但最終每個靈魂都會找到通往造物主的道路，所有靈體都不會被遺忘。一旦造物主的白光治癒他們破裂的靈魂，它們就會進入第四界。

有些療癒師天生具備將靈體送入上帝之光的能力，他們使用自己的靈性門戶將靈體送入上帝之光，幫助它前往第四界學習和成長。遊魂通常都是還在學習和成長的年輕靈體。

通常當某個靈體被療癒師送到上帝之光時，通過此靈性門戶的靈體會不止一個。有時會有成千上萬的靈體一起被送到白光。

有一些療癒師會幫忙處理遊魂的未竟之事，有一些療癒師則會略過，因爲他們知道，遊魂進入上帝之光後，造物主會有更好的方式解決它們的問題。

附身

由於遊魂的靈魂支離破碎，因此它們內在的靈魂之光比正常靈魂狀態的光還要少，所以它們會受到活人靈魂之光的吸引。當它們附著在人身上，它們會耗盡活人能量，並使活人變得易怒。有時候它們會引發各種情況，來讓人們感到害怕。然後，它們就能從人們的恐懼中獲取能量。

有些人比他人更容易吸收靈體的能量，這會使他們出現非常奇怪的行爲。這種情況可能跟整體或部分被附身有關。所以，將遊魂送入上帝之光的另一個好處，還包括解決附身問題。

然而，我發現在某些情況下，療癒師會將病毒、細菌和寄生蟲，誤以爲是遊魂和外星植入物。所以他們會以爲個案被附身，但實際上是體內有病原體。這類療癒師曾說：「我療癒客戶／個案的時候，看到他被附身。我將遊魂送到白光，但這些東西還是在客戶／個案身上。」他們遇到的情況，很可能是聰明到能夠改變自身能量的病毒。病毒劫持細胞的DNA而附身細胞。雖然病毒和遊魂都會侵入人體，但它們影響人的方式非常不同。然而，剛剛提及的這類療癒師仍會堅持：「我療癒的每個人都被附身，到處都是負能量的靈體！」

實際上，這可能是病毒感染在人與人之間傳播。我發現很多人都感染了EB病毒（Epstein-Barr virus，又稱人類疱疹病毒第四型），而療癒師可能會將其誤認爲其他東西。我也認爲許多人將寄生蟲和遊魂混爲一談。被寄生蟲感染的人會收到「我要被吃掉了」的訊息，而療癒師卻以爲這表示個案受到靈體的攻擊。

自古以來，人們就懷疑疾病來自看不見的有機體或其他力量。即使人類能用顯微鏡看見微生物之後，人類還是花了數百年的時間，才接受這些微小生物能夠引起疾病的觀點。當初，有人提出疾病的細菌理論時，也引起了爭議，儘管這項發現是許多現代醫學知識的基礎。

即使到了十九世紀，當時的科學界還不相信病毒或細菌會引起疾病，也不相信它們會以實體接觸的方式傳播。直到有人憑直覺而願意跨越思想的鴻溝，才敢說出「微生物是透過醫生的髒手接觸而傳播」的想法！這樣勇敢的舉動來自伊格納茲·菲利普·賽麥爾維斯（Ignaz Philipp Semmelweis），他是第一位建議醫生診治病人之前，應該用氯化石灰溶液洗手的醫生。但他無法提供支持此理論的科學證據，所以醫界駁斥了這個理論。直到他去世之後，他的想法才被廣泛接受，成爲醫生的常規做法。這個人從何處獲得了微生物是以這種方式傳播的想法？對於看不見、嘗不到、摸不著或聞不到的東西，能透過實體接觸傳播這樣的觀念，他是怎麼知道的？沒錯，就是來自他的直覺！正如現今有人會嘲笑直覺力的觀念一樣，這位醫生當初也因他的直覺而受到嘲笑。

上述這些例子，都說明了我們在他人能量場裡進行療癒或解讀時，一定要提問的重要性。如果某間房子或地區持續受到許多遊魂的侵擾，請檢查那裡是否有門戶通道。如果有，請將此門戶通道移至無害的地方（參見第126至127頁）。

如果是漩渦（參見第121頁）引起此靈擾問題，請爲漩渦灌注正能量。

墮落天使

很久以前，有一群靈體決定讓它們在第三界的子女回家：它們會強迫子女穿越到第五界。想當然耳，當它們嘗試這樣做時，它們違反了自由意志法則，它們的創造能力消失了，但還是保留了少部分的力量。儘管如此，時至今日它們仍然認爲，若能夠聚集足夠的靈體，它們就能夠打破自由意志法則。而它們目前正在地球上招募和說服能與它們同行的靈體。這樣的靈體即稱爲「墮落天使」。

我們的祖先稱這些靈體爲「惡魔」。它們可以進入第三界並引起麻煩事，但一旦進入第三界就很難再離開。它們雖然是強大的存有，但只有造物主擁有宇宙最強大的能量。已覺醒的大師可以命令墮落天使離去，而且如果是用墮落天使的神聖名字來下令，它們完全不能有異議而得離開。

然而，有些人會用較爲溫和的方式，將墮落天使都送入上帝之光，但這樣做的效果不大。指令應該是：「造物主！請將這個靈體送入白光！」而且應該帶著權威、力量和信念說出來。

我的一位學生在上我的課時，接觸到了一個墮落天使。我能感覺到她冥想得很吃力。當我問她在做什麼時，她告訴我她已經花了一個多小時的時間，向一個邪靈傳送愛的能量，希望它能去到白光，但並沒有成功！她非常沮喪。我告訴她，那個靈體拒絕了她送愛的好意，她必須以有威嚴的方式將它送到白光。然後，我下指令得知那個靈體的神聖名字。我利用這個名字，下令將它送入上帝之光，觀想靈體被我的靈性門戶吸走，並確保它一路進入白光。

當你將墮落天使和某些遊魂送到白光中時，它們會試圖與你對抗。它們想將你捲入衝突之中，所以最好避免這種情況——事實上，最好完全避免與它們交談。它們還能投射出奇怪的形體，並說出污穢的話語，來讓你感到恐懼。這就是爲什麼當你見證它們被門戶通道吸走，並被快速送往創造之光時，你必須保持強大、沒得商量且堅定的態度。

θ

將墮落天使送到上帝之光

1. 上升至第七界（參見第41、42至43頁），堅定且有威嚴地下達指令（不是請求）：「一切萬有造物主，我下指令得知這個存有的神聖名字。」
2. 等待墮落天使神聖名字的振動頻率來到你身邊，然後利用該振動發出第二道指令：「一切萬有造物主，我命令將〔說出墮落天使的神聖名字〕送入上帝之光。謝謝。完成了，完成了，完成了。」
3. 不要與墮落天使爭論。它們必須按照你的指令前往上帝之光，因為你是上帝的靈性火花。
4. 見證墮落天使被吸入你的靈性門戶，並完全送往上帝之光。繼續觀察，直到看見它們成為白光的一部分。
5. 當你選擇和剛才的過程切割能量時，請在第七界的能量中洗滌自己，並與第七界保持連結。

橋接各存有界

希塔腦波就像連結不同存有界的橋梁。當我們處於希塔狀態時，我們對於靈性能量更加敏感。這在我們入睡和做夢時尤爲明顯。雖然我一直是以這種方式與各種靈性能量進行溝通，但直到在印度新德里的某個晚上，我才首次實際觸摸到祂們。

某天結束漫長的教學後，我去睡覺，夢見一個美麗的印度女子漂浮在我上方。我只能看到她的上半身，其餘部分就像逐漸變淡而消失一樣。在夢中，我伸手緊緊抓住她朦朧的靈體下半身。我不知道爲什麼會這樣做，但我一這麼做之後，就完全清醒了。

我以前有過醒來發現靈體漂浮在我上方的經驗，但這次我發現我的雙手緊緊抓住了這個靈體，而且是拼了命地抓著她。她就像在風中擺盪的風箏一樣想掙脫我的掌握，顯得越來越慌張。

我叫醒了蓋伊跟他說：「趕快開燈！」

隨著燈光打亮整個房間，我看到我抓住了一個美麗印度女孩的下半身。她的其餘部分就像鬼馬小精靈一樣淡化消失。我好像在夢境中橋接了不同存有界，試著把她從第四界拉到第三界。她仍在掙扎，迫切地想逃離。我放開了她，她飛快地離開房間。

我用雙手抓住了一個鬼魂。多麼驚人的經歷啊！

靈性DNA

第四界讓我們有機會與祖先靈交流。有些直覺敏銳的療癒師，學會透過第四界的祖先靈來療癒人們。被稱爲薩滿和巫醫的療癒師，經常以靈體和祖先的力量來輔助療癒。除了利用祖先的智慧外，他們還會讓客戶／個案使用祖先傳統建議的草藥。透過這種方式，他們就像在第二界、第三界和第四界之間建立了一個等式連結。一旦大師之子理解了第四界的運作，就可達到薩滿的水平。然而，理解特定第四界療癒能量的療癒師，卻會受到此能量固有意識的義務限制❷。

當大師之子每次離世進入第四界又轉世時，他們不僅從祖先身上學習獲益，還能向生活在第三界裡擁有相同DNA血脈的後裔學習經驗。這意味著，位於第四界的祖先其實可以隨時觀察我們在第三界的生活，看看我們從中學到了什麼。知道祖先可以旁觀你的人生，會讓你對自己的存在產生一點不同的看法。當上帝告訴我，我的人生將成爲一本公開的書，人們將以此作爲參考時，我知道我應該以此爲鑑、言行一致地坦誠生活。

你生活中有什麼不順利的地方嗎？很多時候，可能是你的DNA產生抗拒而你卻不自知。這就是揭開你DNA繼承的祖先遺贈特質，何以如此重要的原因。

---

❷簡單來講就是一種「意識限制」。第四界能量覺得需要受處罰、有瀕死經驗才能揚升，而療癒師就是被這種能量意識限制住。

我們的祖先和他們的遺贈特質

我們的DNA保存著我們這條基因血脈裡的所有祖先記憶。這些記錄蘊藏著不可思議的知識，並會遺留顯著的特質。例如，當某位有血緣的祖先在DNA中留下許多負面信念時，這些信念通常會集中在家族裡的某個人身上。這個人的家裡通常是亂七八糟的狀態，或是家族中最胖的人，因爲他們背負著所有這些信念。而身體中的有毒思想，會積累成脂肪細胞。

科學家聲稱我們體內的DNA，有百分之八十是「垃圾」。但我覺得在這百分之八十的未知DNA中，卻蘊藏著龐大的知識，一旦理解其中的奧妙，將讓我們有能力做出不可思議的事。

我們都是帶著DNA代碼來到這裡的，這個代碼告訴我們的不是我們是什麼，而是我們是誰。祖先比我們先經歷過的各種經驗造就了我們，而且這種知識唾手可得。

你的祖先是誰？他們顯然是生存鬥士，無論發生什麼事情，他們都知道如何繼續前進。他們的編程裡，有著無論如何都要生存下來的信念。這就是爲什麼你的DNA中確實有生存需求的特質。有些祖先是領導者，有些是追隨者，因此你可以從這些祖先特質中做出選擇。有些人發現愛人會帶來太多痛苦，所以他們學會了不去愛任何人。有些人則發現，唯一能讓他們度過困境的就是「愛」。

我相信我們現在的個性，有很大程度是取決於祖先過去的經歷。例如，我成長過程裡沒有父親陪伴，但我仍然從他那裡遺傳到一些性格模式。起初，我很不喜歡我跟他有相似處這件事，因爲父親有一些我不喜歡的特質。當然我也不想從他那裡繼承任何負面的東西。但當我反思我的祖先血脈，我同時看到了許多良好的特質。

我知道以遺傳層來說，我遺傳了「善良」基因來到這個世界。我的父親非常善良，但我的母親有著不同類型的遺傳特質。我相信最強烈的遺傳層信念會佔上風，以我的情況來說，我就繼承了善良特質。

我的父親教導我努力工作，這種傾向也是代代相傳到他身上。他來自一個優秀、堅強且居住於邊陲地區的家族。我的曾曾祖母是在猶他州接生嬰兒的助產士。

我有生以來，都有睡覺把腳露在被子外的習慣，而我父親也是這樣。直到最近我才知道這一點。

只要一有機會，我就喜歡赤腳行走，而我發現我有好幾代曾祖母都喜歡赤腳。

直到我進行DNA混合血液測試，我才意識到自己擁有多少美洲原住民的血統。這項測試可以測出我所擁有的歐洲、亞洲、撒哈拉以南非洲和美洲原住民血統的比例。我發現我有部分美洲原住民血統，其餘都是歐洲血統，正如我母親所說的那樣。

我意識到我的思考模式跟美洲原住民很像。即使我只擁有部分美洲原住民的血統，我仍然以部落模式養育我的家人。直到今天，我們互助處理一切事物。當我的孫女耶拿萊亞出生時，整個家族都照顧著她。親密團結，並留在部落裡。

在遇到蓋伊之前，我搬了三十九次家。認識他以後，我在十七年中只搬了三次家，但我搭機前往世界各地卻像家常便飯。我也許會抱怨一下旅程，但當我到達目的地時，我會把花插在花瓶裡，掛好我的帽子，然後把那裡當作我的家。這種彷彿可以「逐水草而居的能量」從哪裡來呢？就存在於我的DNA！我很能適應不同的環境，就像我的歐洲開拓先鋒和美洲原住民祖先一樣。

前人世世代代傳承下來的強烈情緒，造成許多感受被鎖在地球上。透過挖掘轉換信念，我們能釋放這些感覺，甚至可從基因血脈做起。

這就是我們處理信念的原因：將我們的祖先從在世時經歷的負面情緒中解放出來，讓他們能夠因為我們之間的DNA連結，在第四界的靈界裡擺脫這些情緒的束縛。

與祖先一起處理信念

當我們與第四界的能量互動時，我們也等於同時與未來的DNA（即我們的子女後代）和過去的DNA（即我們的祖先）互動。當我們改變我們的DNA編程，就能有助於祖先和後代提升學習層次。

當我們的靈性有所進步時，這種能量影響力會滲透至我們龐大的家族血脈DNA，並且同時有影響祖先與後代的效果。這表示如果我們學到了重要的課題，我們第四界的祖先也會學到。

當我們處理信念，我們至少會轉換掉好幾代祖先的信念。如果我們問造物主，一個信念可以追溯到多遠以前，答案可能是「前十二代」。

我們知道型態形成場是一種代表知識的能量特徵，這股能量會流經DNA並告訴它該做什麼，包括告訴嬰兒的細胞該長出多少條腿、多少雙腳和多少隻手。型態形成場還保留了至少七代的遺傳層祖先記憶。如果我們想讓祖先記憶有所改變，我們下指令時，應該要從被療癒者處於子宮內的胎兒時期開始，明確表達這個變化要同步影響胎兒的前七代和後七代。

θ

改變我們的祖先能量

所需的美德：慈悲和善良。

1. 上升到第七界（參見第41、42至43頁），發出指令：「一切萬有造物主，我下指令（或請求）將愛送到此人仍為子宮內胎兒的時期，並且同步送往他的前七代和後七代。謝謝。完成了，完成了，完成了。」

θ

2. 在第七界見證造物主無條件的愛圍繞著胎兒。無論這個胎兒是你、你自己的孩子或你的父母。
3. 見證愛填滿子宮，看著愛的能量包圍著胎兒，並清除前後七代的所有毒素、有害物質和負面情緒。
4. 用愛包圍此人的一生到離世之後。
5. 用第七界的能量洗滌自己，並與第七界保持連結。

遺傳層和祖先

處理遺傳層的信念時，會直接連動第四界。因為遺傳層具有我們祖先的基因編碼和DNA的基因編程。而上述編碼編程均存在於第四界，並且在與DNA法則結合的情況下，成為實質的智慧存有。

我們的DNA記錄具有以下信念：

- 活躍於我們人生中的遺傳層信念。可能對我們造成正面或負面的影響。
- 休眠的遺傳層信念。若啓動這些信念，可能會對我們有利或不利。

當我們進行療癒時，我們自己的信念系統會影響百分之九十四到百分之九十六的療癒效果。被療癒的人只需相信這場療癒有百分之四到百分之六的成功可能性即可。

當你幫某人挖掘轉換信念的次數夠多，等於爲對方打開了療癒的可能性。信念處理的過程裡，也許只開啓了十分鐘的療癒可能性，但被療癒者或許就在這十分鐘內得到療癒效果。

當你見證療癒時，最好上七與上帝交談，看看這個人的身體對療癒過程有何反應。

詢問造物主：「他接受療癒了嗎？」

上帝回答：「是的。」

接下來詢問：「接受了多少？」

上帝回答：「只有一點點。」

所以你需要繼續挖掘轉換更多信念與再施作一次療癒。

然後你問上帝：「他們接受了多少療癒？」

上帝回答：「他們接受了百分之五十的療癒。」

這個過程表示，個案會有完全被療癒好的可能性。

如果我們能夠創造療癒確實可行的可能性，我們就可以做出改變。在造物主的引導下，我們可以回到過去並改變。例如，假使我要療癒基因型糖尿病，雖然我仍然會處理個案面對糖尿病的所有信念，但關鍵是回溯到最初出現糖尿病的祖先那裡來改變過去。又例如，假使有人罹患癌症，我們可以透過回溯最初罹癌的祖先，也許是四代以前的祖先，然後改變此祖先的DNA異常狀況，從而改變個案罹癌的遺傳傾向。

θ

修復基因缺陷

有了基因記錄的知識，你可以找到一個基因缺陷，並追溯到某祖先創造此缺陷的時間點。然後，上帝可以運用其他基因血脈分支的DNA來改變這位祖先的基因缺陷。一旦缺陷被改變，就能將此能量同步到現世。許多嬰兒都對此希塔療癒技巧的反應良好。

1. 上升到第七界（參見第41、42至43頁），下達指令：「一切萬有造物主，請帶我回到這個基因缺陷被創造的時間點。謝謝。完成了，完成了，完成了。」
2. 見證回到基因缺陷被創造的時間點。
3. 見證造物主使用另一分支的基因血脈來改變缺陷，並將此改變能量同步到現在的時間。

4. 見證這些變化整合至個案現世身體裡的每個細胞，使身體變得強壯。
5. 完成整個過程後，用第七界的能量洗滌自己，並與第七界保持連結。

取回祖先信息

我們可以清除、轉換和改變明顯的遺傳層信念，但我們要怎麼處理未知的遺傳層信念呢？還有我們要怎麼知道可以喚醒和接納哪些遺傳特質呢？

如果我們能夠回到祖先的人生，將他們的正面特質帶到我們自己的人生，會怎麼樣呢？畢竟，這些信息早已沉睡在我們的ＤＮＡ中。如果我們能夠回到過去，更深入地了解我們的祖先，並帶回他們花了多年才學會的技能呢？這些技能也一樣沉睡在我們的ＤＮＡ，我們只需要重新喚醒它們。我們可以將這些能量帶入現世，這樣我們就能擁有祖先的特質，而不必自己創造。

你已經繼承了一些明顯的特質，但如果你能夠回到過去，更深入地了解你的祖先，並將他們多年才學會的東西帶回現在呢？這是我們ＤＮＡ中潛在的本能能力，使我們能夠回溯過去，從祖先那裡帶回正面的特質。

重要的是，我們要懂得區分有益和無益的祖先信念和特質。然後，我們就能喚醒正面的特質，改變負面的特質。

回溯過去並從祖先那裡取回特質，可以節省你很多時間和麻煩。我曾經取回「勇敢」特質，因爲我覺得自己不勇敢。有些人認爲我非常勇敢，但我擁有的是勇氣。雖然我能面對恐懼並向前走，但我想要擁有毫無畏懼的能力——我想要勇敢。所以上帝帶我回到過去，我從祖先那裡取回此特質。現在我會把勇敢特質落實於我的生活。我會在沒有感覺到恐懼並要克服它的情況下做事。當我下定決心做一件事，我就一定會去做。

我相信我從上帝那裡得到的答案，也相信我的直覺。但我仍然會對自己進行能量測試，因爲能量測試可以凌駕你的小我，告訴你潛意識的眞正想法。你的小我其實亦敵亦友。你必須隨時覺察小我的狀態，否則你會無法進步。有些療癒師會說自己已經很完美，不需要再要求自己。至於我呢，當我變得完美時，我會知道是不是眞的完美了。這有點自相矛盾，因爲我們已經是完美的了——所以無論是我們的外形或是罹患了什麼疾病，其實對我們來說，都是一種恰如其分的完美狀態。但我始終認爲，我們可以繼續改進自己，成爲更好的人。

每個人都有小我，包括我們的祖先。我相信透過冥想與祖先連結、並且在這個過程中創造正向的結果是可行的，但我們仍需小心。當我們回到祖先的人生而帶回良好的特質時，我們不希望也帶回他們的負面小我。

我們還可以讓意念環遊世界，帶回不同時代和地點的記憶。如果我們感覺有取回某個基因記憶，我們就需要上七下指令，讓良好的信息留下來，並過濾掉負面能量。

爲了從我們的祖先那裡取回正面的特質，我們可以使用一種水晶陣技術，取回沉睡在我們DNA中的良好特質，並在我們的人生放大這些特質。

水晶陣

水晶陣是一種將水晶排列在身體周圍的引導冥想形式。這就是結合第一界水晶和第四界祖先DNA能量的典型做法。水晶陣的最初設計是用於回溯前世，但不久之後，我們開始讓人們回到前世後，意識會卡在其他時代和地點。因此，我們學會帶學員／個案到臨終的時候，到第七界開始冥想，並化解所有議題，再回到第七界來結束冥想。

這個方法非常成功，我們便開始在許多不同的情況下使用水晶陣。

希塔療癒的學生在參加「世界關係」課程時，學習如何透過挖掘轉換信念的處理方式，找到祖先遺傳給他們的負面信念。但這裡的水晶陣不同，我們要尋找的是祖先賦予我們的良好特質。

花一點時間，在一張紙上寫下你目前人生中擁有的良好特質。你會想要擁有什麼更多的特質？你想要放大什麼特質？你想要更善良或更體貼嗎？

當人們進行前世回溯或透過水晶陣獲取前世信息時，感受到的體驗不一定來自他們本身的前世。在許多情況下，他們感受到的是遺傳層祖先的體驗。我們都是一切萬有的一部分，所以若我們眞的想知道並體驗每個曾經在世的人的記憶，我相信是可能的。但輪迴轉世不僅僅是在第三界擁有人類肉身的經歷而已，意義可以更多元深遠。例如，你可能某一世曾是幫助人們的天使，而這就是一種第五界存有形式的經歷。

你想從祖先那裡找回哪些特質？如果你想要同理心和無條件的愛，你應該去找一個在人生中體驗過這些特質的祖先。你可以回溯到二千年前的時間，甚至到耶穌基督的時代。你可能會發現你的DNA記憶中存在一些奇怪的東西。有些人發現自己的祖先是了不起的人物和偉大的先知。

θ 取回祖先信息的水晶陣

在這種水晶陣冥想中，我們會使用石英水晶，車工為特殊大衛之星形狀。不過，一樣可以使用一塊透明白水晶或蛋白石。

θ

這個練習一定要有兩個人參與：一個人擔任療癒師角色，一個人擔任個案角色。請不要獨自進行。有另一個人在場會讓你感到更安全，你也會需要有人引導，確保你順利進行冥想中的每個步驟，以取回正確的信息。

當你使用水晶陣來取回信息時，應該清除水晶裡可能儲存的任何前世記憶。這是因為礦石中的記憶，可能會與你想要看到的記憶產生混淆。由於礦石中的分子運動速度較慢，這種清除效果只能維持約一小時，然後原有的礦石記憶又會回到礦石本身。請前往第七界（參見第41、42至43頁），請求清除礦石保存的任何記憶。

當你回溯到祖先年代取回信息時，請使用你正確的靈性名字。此做法能幫助你存取所有與你有血緣關係之人的記憶資料庫。

在你取回祖先美德／特質的過程中，可能會感覺好像是在體驗自己的人生。

1. 請扮演個案的夥伴平躺，頭部朝向南方，因為這樣可以使他們連結到強大的靈通能量。

θ

2. 扮演療癒師的夥伴坐在個案頭部頂輪的上方，如果個案願意被觸碰，請輕輕將雙手放在個案頭上。透過這種觸碰，個案就能與療癒師分享遺傳層信息。除非個案同意，否則不要觸碰個案。但如果你理解這種練習的運作方式，你的觸碰可以訓練個案的DNA了解此冥想的進行方式。

3. 將大衛之星形狀的石英水晶（或一塊透明白水晶或蛋白石）放在個案額頭中間的眉心輪，並讓個案兩手各握一個球形水晶（稱為驅動石）。如果個案想要更清楚觀察冥想中發生的事情，他們只需轉動手中的驅動石，來幫助自己集中注意力。

4. 療癒師必須幫石英水晶和驅動石下載具有「引導個案進行冥想、幫助個案保持在希塔波狀態、且能記錄所有體驗」的能力。因此，水晶就會有記錄功能，每次個案握住水晶的時候，個案都能記起體驗的細節。

5. 療癒師引導個案進入冥想狀態。

以下案例能幫助大家了解水晶陣冥想的概況。

祖先擁有的特質

維安娜（運用以下方式引導客戶／個案進入冥想）：深呼吸，想像能量從你的腳底往上升，穿過頭頂，成為一個美麗的光球。光球是什麼顏色？（我詢問個案觀想光球顏色的原因，在於我方便應對他們的能量。）

女個案：是粉色。

維安娜：想像自己穿過好幾道光層，穿過金色光芒，穿過像果凍般的厚實物質，進入一片耀眼的白光空間。

請做出指令：「一切萬有造物主，我下指令（或請求）看到與見證這位祖先的人生，並見證對我有益的祖先特質被帶到我現世的人生。完成了，完成了，完成了。」

現在，想像進入時空的中心，看到一扇門。我們將馬上回到一位祖先的人生，你將看到你所請求的事物。你準備好了嗎？

一、二、三，請跨過這扇門。看看你的腳。你是男性還是女性呢？

女個案：我是一個男性。

維安娜：你能感受到你在哪一年嗎？

女個案：我感受到是一七九〇年。
維安娜：請告訴我此人這一生中，遭遇到的第一個重要事件是什麼。
女個案：他們渡過海洋。
維安娜：他們來到了哪裡？
女個案：蘇格蘭。
維安娜：好的，現在往前快轉一下這段人生的時間軸。他們順利渡過海洋嗎？
女個案：是的。
維安娜：那麼這個男人有家庭嗎？
女個案：有。
維安娜：有孩子嗎？
女個案：有。
維安娜：他愛孩子們嗎？
女個案：是的，但他先渡海了。
維安娜：那麼他們有趕上他嗎？他的家人後來也抵達了嗎？
女個案：是的。
維安娜：所以，你要尋找的是他應對家庭方面的能量——包括同理心、無條件的愛，以及與人合作無間的感覺。他有這些特質嗎？

女個案：有。

維安娜：人們喜歡他嗎？

女個案：是的。

維安娜：他很強壯嗎？

女個案：是的，他很強壯。

維安娜：他有宗教信仰嗎？

女個案：有。他是新教徒。

維安娜：好的，現在請你快轉到他人生中的下一個重要事件。

女個案：他抱著一個嬰兒。

維安娜：你還有其他事情想說嗎？

女個案：沒有，看起來似乎不重要。

維安娜：好的，現在請你前進到下一個重要事件。

女個案：啊，嬰兒長大了。我成為了她。

維安娜：她有和她父親一樣的特質嗎？

女個案：是的，她有。沒錯。

維安娜：好的，我想要你前往這位父親年老的時候，以及這位女孩年老的時候。

女個案：她搬到澳大利亞。

維安娜：好的，現在請你想像看著她的一生直到臨終的時候，並且她已化解所有議題，完成了請告訴我。她是如何去世的？

女個案：她是年紀大而去世，但她其實還算年輕。只是因為她受了很多苦。

維安娜：所以她是自然死亡？

女個案：是的。

維安娜：你能看到她受的苦嗎？

女個案：能。很艱苦——那是一片生活艱苦的土地。

維安娜：現在，我要你想像她在離開人世到下次投生之間，一邊化解她的議題。她有進入上帝的白光中嗎？

女個案：嗯，她的靈在人世間停留了一段時間，因為她擔心她的孩子和孫子。

維安娜：那麼她花多長時間才進入上帝的光中？

女個案：她待了三十年，然後離開。

維安娜：好的。現在我有沒有你的允許，確保從她這個遺傳層所學習到的善良、同理心、無條件的愛以及與他人合作無間的能力，帶回來到你這一世？我是否有權利透過你的DNA

將它們帶出來並放大十倍？

女個案：好的。

維安娜：深呼吸，你做得很好。我現在想請你下指令：「請將這些特質、能力和美德，透過每一位祖先帶入我現世的 DNA 中，並放大十倍。讓我的身體完全接受它們，並允許它們顯現在我身上。造物主，請教導我的身體值得擁有它們的感覺。請見證這些能量透過我所有家族血脈流向我。」你下指令與見證完成後跟我說一聲。

女個案：完成了。

維安娜：好的，我要你想像回頭跨過那扇門，進入宇宙，回到耀眼的白光空間。感受無條件的愛貫穿你身體的每個細胞。很好。現在請你回到這裡，回到現在這個時間，回到今天的日期。你現在人在愛達荷州的希塔療癒課程中。請深呼吸，並睜開你的眼睛。

確保讓個案看到他們祖先人生中的一些重要事件，並一直觀察到他們臨終的那一刻。確保祖先進入光中。讓他們在離世到投生前的階段，化解掉任何議題。你也可以繼續觀察他們某位子女的人生，因為我們有 DNA 的連結而能這麼做。

然後確保個案將他們需要的特質，完全透過 DNA 帶到現世。帶他們穿過時空大門，然後回到造物主的第七界空間。確保他們安全地返回。他們可能會整天記得祖先生活的經歷和能量。這種能量也會流向個案的子女。

如果你和一個人沒有血緣關係，你能帶回他們的特質嗎？那行不通，但你可以感受這些特質，並請造物主幫你下載。（當特質透過基因傳承下來時，它們會以不同的方式被感受到。）

每次進行水晶陣療癒時，到最後應該會逐漸進入到不再需要水晶和驅動石的狀態，但請在剛開始回溯時使用，因為它們會讓你保持在希塔腦波狀態，並記錄所有回溯經歷。

以下是另一個療癒例子：

維安娜：你想要什麼特質？

男個案：自律和熱情。

維安娜：好的，療癒師和個案在取回特質方面要達到共識。請想像自己在光球中。它是什麼顏色呢？

男個案：是藍色的。

維安娜：上升到第七界，下達指令：「請向我們顯現擁有這些特質的祖先過著什麼樣的人生。」我們將穿過一扇門，進入擁有這些特質的祖先人生。一、二、三，穿過門，你現在就在這位祖先的人生中。看看你的雙腳，你是男性還是女性？。

男個案：男性。

維安娜：這是什麼地方？你能看到你的穿著嗎？

男個案：涼鞋和羊皮。

維安娜：這是多久之前的事情？

男個案：大約是三千年前。

維安娜：請觀察這個人的生活。透過觸覺和味覺等感受，來體驗他的生命經歷。現在請前往他生命中的下一個重要事件。

男個案：他正在參加某種儀式。

維安娜：他是什麼樣的人？他風趣嗎？他友善嗎？

男個案：他很幽默，是一個非常強壯、有男子氣概的人。

維安娜：他結婚了嗎？

男個案：是的，他有兩個妻子和很多孩子。

維安娜：他快樂嗎？

男個案：是的，他是一個快樂的人。

維安娜：我希望你感受看看他的信仰。他有什麼樣的信仰程度？

男個案：他是一個很有信仰的人。

維安娜：你能感受到他信仰的能量嗎？

男個案：是的。這不僅是信仰，而是知曉的能量。

維安娜：我希望你快轉他的人生，到他臨終的時候。他是如何去世的？

男個案：與水有關。我看到他躺在一塊大石頭上平靜地死去。

維安娜：我希望你在他去世後，到第七界看著他化解人生中的任何議題。我希望你想像他走向造物主的白光。也請你看看他的孩子。

現在，我是否有你的允許，確保他所有的信仰、自律和熱情特質帶到你身上？我是否有權利透過你的DNA將它們帶出來並放大十倍？

男個案：好的。

維安娜：好的，我要你下達指令：「這些特質、能力和美德都被立即帶入我的DNA並且放大十倍，讓我的身體完全接受它們，並且讓我外顯出這些特質。造物主，請教導我的身體知道值得擁有它們的感覺。請見證這些能量透過我的所有家族血脈帶給現世的我。」你完成指令和見證後，跟我說一聲。

男個案：完成了。

維安娜：現在回頭穿過那扇門，回到一切萬有造物主的空間，然後睜開你的眼睛。

祖先的美德

以下是一個帶回美德的例子：

維安娜：你想要從你的祖先那裡帶回什麼美德？

男個案：我所做的事和保護無辜者有關，所以我想要勇氣。

維安娜：你已經擁有勇氣了。光是來上身心靈的課程，就是鼓起勇氣的表現。光是通過美國海關，也一樣很有勇氣！那麼你想要勇氣還是勇敢？

男個案：好吧，我想要勇敢。

維安娜：勇敢意指你能在沒有恐懼的情況下有所行動。讓我們找出一位具有這種美德的祖先。

請深呼吸，想像能量從你的腳底升起。這股能量穿越全身而到達你的頭頂，成爲一個美麗的光球。它是什麼顏色？

男個案：是藍色的。

維安娜：想像穿過一層層的光，穿過一道金光，穿過一個厚厚的果凍物質，進入一片耀眼的白光中。然後下達指令：「一切萬有造物主，我下指令（或請求）看到並見證ＤＮＡ中具有極度勇敢美德以及特質對我有益的祖先，並將這些美德和特質帶給現世的我。謝謝。完成了，完成了，完成了。」

現在想像下降到時空的中心，看到一扇門。我們馬上就要回到一位具備勇敢美德的祖先人生。你準備好了嗎？

一、二、三，穿過門。看看你的雙腳。你是男人還是女人？你在歷史上的哪個年代？你回溯到很多代以前，還是僅僅幾代而已？

男個案：我是男人。這是很多代以前，我穿著靴子。

維安娜：聽聽看人們怎麼稱呼你。你住在哪裡？

男個案：這個人是一個了不起的戰士！

維安娜：他有使用劍嗎？

男個案：是的，是一把輕巧而華麗的鑲金劍。

維安娜：他在爲什麼而戰？

男個案：自由。他在為他人民的自由而戰。

維安娜：感受這個人的能量。他不僅勇敢，還擁有熱愛自由和許多其他特質。請快轉他的人生，你能看到他如何去世的嗎？

男個案：他在戰鬥中死去。

維安娜：他有子女嗎？他把這份勇敢美德傳給了他的孩子嗎？

男個案：他為他的孩子而死。

維安娜：我想請你在他的子女特質中看到這份勇敢美德。

男個案：是的，我看到了。

維安娜：請下達指令，使這份勇敢透過所有世代傳承到你這裡，並且在這個時空的你身上加強與放大。你準備好了嗎？

男個案：是的。

維安娜：現在我要你離開這個地方，看著這個人化解了人生中的一切議題。然後請你回頭跨過那扇門，回到造物主的光愛能量。

你說你做的事和保護無辜者有關，對吧？現在我要你回到那片耀眼的白光中，進入你的細胞，前往你學會保護無辜者的那一世。告訴我你最終去到哪裡。你到了哪裡呢？

男個案：我不明白，這個地方只有光，就只有光。

維安娜（對班上的學生說）：這表示他在來到地球之前，當他還是光的一部分時，就已經學會保護無辜者了。（對男個案說：）現在想像一下，這種保護無辜的能量就是從這片白光空間發出，並在你體內放大。這片光還有其他的特質。你覺得還有哪些其他特質？

男個案：我不太確定。

維安娜：這個光存有感覺非常善良。他是善良的嗎？你是安全的嗎？

男個案：我無法把持住這個存有的能量！

維安娜：你想要下載你能夠把持住這個能量的能力嗎？

男個案：好的，麻煩你了。

維安娜：好的。現在，我們將你光存有時期擁有的正面特質帶入你的DNA。你的細胞是安全的，你的身體充滿喜悅。現在回到那片耀眼的白光中，深呼吸，找回有安全感且強大的自己。

如你所見，我告訴他回到自己的DNA歷史，而他回到了身爲第五界光存有的時期。我還請他找出他已有特質的來源，他就回到了身爲靈性能量的時期。他透過遵循自己DNA而往前追溯的方式做到了。所以他回到了身爲劍士的祖先那一代，然後又回到了他身爲天使的靈性世界。並不是每個人都在第三界歷經每一世。有些人已經以第五界光存有的身分度過好幾世。

薩滿主義

如前文所述，有些直覺型療癒師會運用第四界的靈和祖先來幫助他們進行療癒。他們被稱爲「薩滿」。

薩滿主義是人類歷史上最古老的職業之一。薩滿傳統自史前時代以來一直存在；每個文化都或多或少有過某種形式的薩滿習俗。薩滿是第一批嘗試影響靈性能量的人，他們的靈性療法是我們現今許多身心靈工具的前身。薩滿主義也很可能是宗教的前身，更不用說對宗教思想演進的影響了。隨著時間的推移，現代宗教、科學和社會實踐已取代了許多此類古老傳統。據說薩滿能夠穿越連接天界和地界之間的宇宙軸心。他們根據祖先的智慧為人們提供療癒或草藥。透過這種方式，他們等於在第二界、第三界和第四界之間建立了等式。

廣為人知的薩滿能力包括與靈性動物連結、操控天氣、解夢、進行星體投射和星際旅行，並進入上界和下界與靈性能量交流。傳統薩滿主義的形式，包括取回靈魂碎片和變身成其他形體來與靈交談，或「拉出」病人身上的疾病而轉移到薩滿自己身上或另一種生命形式，如樹木或大地。薩滿主義是一種二元概念的法門——療癒師可以選擇基於善念或惡念而加以應用。

有些療癒師會有本能的薩滿反應，也就是會試圖將其他人遭遇的困境攬在自己身上。這可能是來自遺傳層記憶，但也可能是隨著直覺力的發展，自然地與薩滿主義的能量產生連結。

由於我們所有的經歷對靈魂來說都很重要，因此不會因為處理信念就讓靈魂釋放這種承擔傾向。例如，如果一個小孩感到疼痛，具有薩滿傾向的靈魂很可能會以任何方式幫助這個孩子。因此，最好是下載「擁有如何將痛苦送往上帝之光的知識」。請使用以下下載：

「如果我承擔了任何人的疾病、信念或痛苦，這些承擔都會被自動轉化並送到上帝之光。」

靈性導師和動物圖騰

在古代，我們與野生動物密切相處並尊崇每一個物種。世界各地的古代人民，均擁有基於某種動物眾神概念的信念系統。埃及神話就是這樣開始的，印度部落的某些信念系統也是如此。隨著時間的推移，眾神和女神開始有了人類的形象，儘管某些文化還是會認為他們的神祇兼具人類和動物特徵。凱爾特神祇科爾努諾斯（Cernunnos）和印度神祇象頭神（Ganesh）就是很好的例子。在希臘神話中，結合人與動物特徵的神祇形象也是常見的主題，如半人半馬的馬人以及頭髮是蛇的梅杜莎。甚至也有融合不同動物特徵的神獸，就像奇美拉（Chimera）一樣。

這種與動物形象融合的最古老例子之一，來自法國拉斯科（Lascaux）洞穴。那裡的壁畫描繪了一個身穿動物皮和頭戴動物角的人物。這與在丹麥出土的古老大釜上的科爾努諾斯刻像極為相似。有趣的是，這些圖像相隔超過兩萬多年！

在古代世界中，人們會進行儀式，來尋求一個「圖騰」或靈性動物導師的指引。這個導師被視為力量和開悟的來源。有此信仰的人，會從自己尋求的動物導師身上擷取能有益自己智慧與力量的特質。薩滿會運用動物圖騰的靈性能量，來增強自己的各種能力——例如預言、療癒、追求愛人和贏得戰鬥等能力。

動物圖騰還包括神話中的生物，例如龍、獨角獸和美洲原住民的雷鳥，所有此類生物都被認爲具有魔力。

當有需要的時候，仍可喚起動物圖騰蘊含的智慧和力量。透過冥想、祈禱和擊鼓儀式，人們可以找到自己的「力量動物」，然後與此動物的精髓融合。

有些美洲原住民相信，每個人至少擁有一種力量動物。有些部落則相信我們擁有七到九種力量動物。

許多美洲原住民也相信所有動物都有其使命，牠們會透過實體的現身與靈性的方式來教導我們。根據我的經驗，野生動物會以肉身形式傳送靈性訊息。牠們會做一些不尋常的事情，來向你傳遞訊息。

變身能力

世界各地的薩滿習俗都涉及變身——薩滿可以選擇將自己的身體變成動物的形態，或將他們的意識發送到動物的身體中。

納瓦霍民族以及墨西哥和南美洲原住民文化，都有將人類肉身變身爲動物的做法。

另一種變身的方式，是將意識發送到動物的身體中，薩滿或巫醫會透過某動物物種的集體靈魂能量來與動物連結。大多數動物都有自己的個體靈魂，但也有可能連結到集體的靈性能量，看看此類動物能教導你什麼。還可以將你的意識發送到一隻野生動物身上，與牠共同生活一段時間。動物的靈魂不會因爲這樣被迫出竅，而是一種動物和人共存的經歷。

變身者眞實存在嗎？當然存在！爲什麼我這樣說？因爲我相信，我們是有可能將意識發送到動物身上，透過牠們的眼睛來看世界。我曾將我的意識發送到狼身上，透過牠們的視角來觀察狩獵時的情況。我也相信有些人有改變外貌的能力。還有些人可以依賴他人的能量生活，這可能就是吸血鬼傳說的起源。

你可以透過水晶陣在精神上變身成動物。當你這樣做時，請說：「我同意以造物主的良善方式，來體驗這樣的變身過程。」

θ

靈性變身

在這個練習中，請兩人一起合作。一人扮演療癒師的角色，另一人扮演個案的角色。此練習每次都要兩人一起進行！避免獨自進行。有另一個人在場，你會感覺更安全，並且能被引導進行後續步驟。

θ

這是一種使用石英水晶的水晶陣，請將水晶放在個案的眉心輪，然後請個案兩手各握住一顆球形水晶（稱為驅動石）。

1. 上七冥想（參見第41、42至43頁）來清除水晶裡的任何記憶。
2. 療癒師請幫水晶和驅動石下載「能在冥想過程引導個案、讓個案保持在希塔腦波、能記錄此變身動物的體驗中發生的一切」。
3. 請個案躺下，頭部朝南，因為這樣能連結到強大的靈通能量。
4. 療癒師坐在個案頭部頂輪上方，輕輕地將雙手放在個案頭上。
5. 療癒師按照以下方式引導個案進入冥想：

「我們要透過靈性意識來變身為一隻老鷹（或你選擇的動物）。將意念集中在心輪，深深地吸一口氣，想像能量從腳底進入身體，穿過所有脈輪，從頂輪向外投射你的意識，超越星辰，到達宇宙。

「想像自己超越宇宙，經過一道又一道的光層，穿過金色的光，經過厚厚的果凍狀物質，進入一片耀眼的白光中。

「向一切萬有造物主下達指令：『我下指令（或請求）變身成一隻老鷹。完成了，完成了，完成了。』

θ

「現在想像自己進入時空的中心，看到一扇門。

「一、二、三，穿過門。看看你周圍，找到那隻動物。

「再深呼吸一次。你現在在這隻動物的能量場裡。你有什麼感覺呢？成為老鷹翱翔於天際，透過老鷹的雙眼看世界，是什麼感覺呢？請感受牠的心跳、力量和活力。好好體驗一段時間。你看到了什麼？

「準備好回來了嗎？

「現在想像自己回頭跨到那扇門。

「進入宇宙，回到第七界的耀眼白光中。感受無條件的愛貫穿你身體的每個細胞。

「回到現在的時間和地點。深呼吸，睜開你的眼睛。」

與動物建立此連結，能讓你清楚感覺到牠的健康狀態、力量和靈性本質。

宇宙隨時都在與你交流。你的力量動物常會在你的生活或夢境中出現，來引導著你。

6 第三界

第三界是動物和人類共譜生命交響樂而和諧共存的地方。礦物、光合作用、靈性能量和物質能量等七個界的要素，都在第三界相輔相成，造就了我們的本質。此界以基於蛋白質的分子、碳基結構和氨基酸鏈所組成。這些有機化合物是第三界生命的基礎。

第三界是我們學習控制身體、思想和情感的地方，也是各種夢想、點子和決策的所在之處。人類與動物等第三界的複雜生命體，具有想像力和出色的問題解決能力。我們人類常常認爲，自己比第一界和第二界的存有，以及在第三界共存的動物更進化。也許是因爲我們有一個發展良好的小我，這樣的本能可以幫助我們生存和達成目標。由於自我主義在第三界蓬勃發展，因此我們必須控制這方面的自己。

事實上，正是在這一界，我們面臨著受到情緒、本能慾望和激情主宰自己的挑戰。我們平衡情緒的方式，會決定我們與其他界接軌、並自由運用各界來創造健康的良好程度。

我們在自己創造的實相中，形成了編程、思想型態和集體意識等幻象，使我們的思想被束縛在這一界。這可能表示我們有某些身體、心理和靈性能力受阻。負面的信念系統會妨礙我們知曉自己眞正的能力。爲了擺脫束縛我們的枷鎖，我們必須專注於生命的喜悅，而不是恐懼、懷恨和仇恨等感受。

我們還面臨著在物質世界中擁有人類肉身的挑戰。我們的身體反映了我們相信的一切。也就是說，我們生活中發生的一切也在我們的身體中發生。我們的外貌和感受，都是第三界爲了讓我們感知到「身爲人的這個身分」所創造出的幻象。如果我們有太多的負面信念，或者具有會創造出負面信念的過多正面信念，都會讓我們原本應與一切萬有能量合一的狀態，產生能量斷裂現象。爲了讓我們覺察到這些現象，造物主就給了我們「疾病」。而爲了超越各種疾病，我們必須改變自己的信念。

要顯化改變，我們必須擺脫有限的第三界意識。創造一個宇宙意識非常重要，也就是體悟到我們不僅僅是物質世界中擁有肉身的存有而已。這也是我們能在第七界冥想中迅速上七的原因之一：這樣我們就能在純粹希塔腦波的狀態下穿越，不受到肉身、物質地球或者物質宇宙中具有的負面信念影響。透過這種方式，我們可以迴避第三界、地球與肉身限制之外的沉重思想。

我們根據自己的恐懼、疑慮、不信任、懷恨、憤怒以及可成爲美德的正面感受和情緒，來創造我們的人生。我們生活在地球所面臨的挑戰，在於懂得用正面的感受來凌駕負面的感受。

這樣做的目的，不僅爲了擁有健康、幸福和喜悅，還要超越到開悟的境界。

由於第三界是第五界能量的學校，因此我們天生具有神性，可以輕易地被教導和提醒如何使用第七界的本質。爲了從第三界畢業，人類「學生」必須學會這一點。第五界的大師們來到這裡，是爲了幫助他們的人類第三界「學生／孩子」回到第五界，但他們必須再次拿回自己的美德知識。

第五界的子民

我們可能認爲，自己只有以肉身形式處於第三界，但其實我們存在於所有存有界。實際上，正如前文解釋，我們都是第五界的子民。

我們的意識似乎會有這方面的記憶。這說明了爲什麼許多人相信自己是「上帝的子民」，因爲我們在第五界有天父母。這些天父母慈悲爲懷、給予我們鼓勵和建議。祂們是來自第五界的高層大師。

要見到你的天父母，最好透過一切萬有造物主。這是因爲一旦你被第七界的本質淨化，你就能更好地與祂們溝通，祂們將引導你成爲大師。

如果你常常感覺自己不屬於地球、覺得這個世界太殘酷、人們太殘忍，並且有強烈想家的念頭、也非常想念你的靈魂家族，那麼你可能是第五界的揚升大師。切記，第五界的大師們來到這裡，是為了幫助他們的第三界子民回到第五界。如果你知道自己具有非凡的能力，並與造物主有著強烈的連結，你可能是正在覺醒來幫助地球的大師。

無論你是揚升大師還是大師之子，你都在透過獲得正面美德的方式學習。

神聖的人體

世間萬物都具有神聖的本質，也包括人體。這是我們的靈性來體驗這一界的方式。我們身體中的細胞不辭辛勞地運作，來賦予我們這個人生經歷。我們每次呼吸到空氣時，肺部都在歡笑和慶祝。我們的肝臟和其他器官都在互相歌頌。我們停下來感受這份歡慶的喜悅了嗎？我們忘了自己在這裡是為了體驗呼吸、笑意、還有活在這美麗身體裡。我們應該提醒自己，這是值得生活的美好第三界。不過，我們是以靈性存有的形式來到這裡學習，而某些人仍然透過痛苦和煎熬的方式來學習。這是我們在這界會遇到的靈性挑戰之一：在無需創造痛苦的情況下學習，並體驗喜悅。

儘管我們與一切萬有造物主相連，但我們卻不常以這種方式看待自己。我們在地球上的所有吃喝感受和一切經歷，都旨於讓我們以肉身狀態留在地球。隨著我們的靈性以擁有人類肉身的形式逐漸成熟，地球就會成為撫育我們的搖籃。我們的靈性喜歡待在這個搖籃中，如果我們幾天不生氣而開始建立靈性連結，我們就會開始思考：如果我成功開悟，會發生什麼事？我會改變嗎？我會進化嗎？我會死嗎？或者更糟糕的是，我會被孤立嗎？我的親友會和我一起改變嗎？這些擔憂一旦出現，我們就會自我解救，免於思考靈性開悟所產生的不安。

作爲有時受限於肉身的靈性存有，我們面臨的挑戰是克服這些虛幻的限制，以及對我們的身體及其所有系統（包括具有靈性本質的系統）負責。這就是我們的挑戰：克服這些察覺到的虛幻限制，滋養肉身，進而改變「我們僅存在於肉身」的這個觀點。

如果我們將人體孕育建構過程視爲神聖，就表示我們等於是活生生的上帝生物工程奇蹟。也就是說，宇宙中沒有「錯誤」，身體的所有功能都有神聖的目的。這也表示，靈肉之間沒有區別與隔閡。我們的挑戰在於要開始以這種方式思考。

靈性與肉身的整合

正如前文所述，爲了投生爲有肉身的人類，多維度的靈魂必須通過一個靈性門戶。當精子讓子宮內的卵子受精，會有一道閃光，這就是受孕。在這一刻，會形成一個連接第三界與第四或第五界某維度的靈性門戶。這個門戶通道由純粹的智慧（思想）組成，並將靈魂帶入新形成的胎兒中。

如果進入嬰兒的第五界靈魂擁有過高的振動，可能會有流產或者嬰兒身體虛弱的情況。也有可能是嬰兒的頻率對母體來說太高了。

如果這樣的嬰兒能夠在結合第三界和第五界能量的狀態下存活，可能會因爲體內混合兩種非常不同的振動而體弱多病。當揚升大師投生爲人時，有時就會發生此情況。這就是有些直覺力很好的人，剛出生時容易生病的原因。對於揚升大師來說，在不破壞肉身的情況下，與肉身和平共存是一大挑戰。

對於具有清新靈性能量的孩子來說，也會需要一段時間才能適應人體，但對他們而言，這仍然是一個不可思議的神奇體驗。我很小的時候，就已經知道我們的肉身只是我們這個存有的一小部分。我知道皮膚就像外衣，而我不僅僅是我的身體。我大約七歲時，鄰居的嬰兒經常從地下室的窗戶爬出來，在院子裡赤裸身子地蹣跚而行。我母親看到的時候，會開始批判孩子的父母，說不應該允許孩子裸體到處跑。但我當時不明白問題出在哪裡。畢竟，孩子仍然穿著他的皮膚，他的靈魂仍然在他的身體裡。我即使那麼年幼，依然能體悟到我現在是暫時以人類肉身生活，但我這個存有並非局限於肉身。

靈性與肉身的整合非常重要，才能將第五界靈魂的頻率與第三界肉身的頻率調頻爲和諧狀態，且不會犧牲能力。而有助於此整合過程的方式，就是透過處理信念，來清除身體的負能量。

我相信嬰兒能察覺周圍的每一種情緒。過去，科學家認爲嬰兒在一個月大之前都看不見，但母親們一直都知道，她們的寶寶從一開始就看得到自己。現在科學正在回歸它最初的信念。這就是「科學」之所以是「科學」，科學家是物質眞理的探索者，有權利改變主意！他們尋求感知得到的眞理人，而且──哎呦，我錯了！但整體而言，科學是一件好事，因爲它鼓勵智力發展。

我們每個人都是通過靈性門戶來到第三界。許多大師之子已經忘記了自己來到這裡之前的身分，而需要被喚醒。但來到這裡的大師則可以自然地覺醒自己的能力。他們的神聖使命是將第五界的意識帶到這個存有界。這就是透過高我來整合肉身和靈魂的本質，何以如此重要的原因。

神聖意識：高我

高我是存在於所有生命中的至高無上靈性本質。是與潛意識的神聖連結，幫助我們覺察自己的神性特質，並指導我們改變不理想的特質。對某些人來說，他們可以透過高我，以直覺的方式來和動物、小孩以及處於無意識或昏迷狀態的人交談。

高我非常了解靈魂的運作，並與我們所處宇宙的微觀維度緊密相連，而且靈魂有絕大部分的比例存在於此維度。祂了解靈魂的神聖時機，能與我們自己發展的神性自我連結。高我蘊含更多第五界自我的比例。這種靈魂能量非常強大，重要的是讓意識超越祂的束縛，也就是擺脫可能干擾我們與造物主交流的信念系統。

然而，雖然高我比心智和肉身的小我更有智慧，但祂還是有自己的小我，以及不一定是最高善的觀點。因此，你一定要上七到一切萬有造物主的空間，因爲只有第七界是全知全能的能量，也是最高眞理的所在。

從直觀上看，高我是一種位於身體外部的巨大能量本質，連接著頂輪和頭頂之間的活躍靈魂能量。祂沿著乙太通道直接連結靈魂，而乙太通道又會將靈魂連接到第七界。

因此，高我雖位於人體外部，但祂仍在氣場範圍裡，也就是人體周圍約三英尺（九十一公分）、上方約六英尺（約一百八十三公分）的能量泡泡範圍。做解讀時，重點在於穿過氣場範圍，因爲我們會很容易將高我與一切萬有能量混淆。

當我爲自己進行解讀時，我會確保將自己的意識投射到我氣場之外的第七界一下子，然後再回來觀察我的身體。如此一來，我就可以從造物主的視角來解讀，而不是從高我的角度。然後，我會請求造物主向我顯現，我該幫我的身體進行什麼處理。

在替他人做療癒時也是一樣：我上升到氣場之外，這樣我才能在造物主的空間裡進行療癒。如果我的意識只上升到身體之外的高我範圍，那麼我的感知與觀點，就只能是高我所能達到的神性程度。

與高我對話

請問問自己這個問題：你能明白與高我對話、與造物主對話之間的區別嗎？雖然高我是一個更高層次的自己，但祂本身並不像造物主那樣無所不在。造物主是沒有小我的完美眞理。

θ

與高我對話

這個練習旨於教導你，如何區分與你的高我（或客户／個案的高我）對話、和與一切萬有造物主對話的區別。

1. 上升到第七界（參見第41、42至43頁），發出指令：「一切萬有造物主，我下指令與〔某人姓名〕的高我對話。謝謝。完成了。完成了。完成了。」
2. 進入對方的心輪，再朝頂輪方向往上找到高我。
3. 與對方的高我對話，然後告訴對方你聽到的內容。
4. 用第七界的能量洗滌自己，並與之保持連結。

我教過成千上萬的學生，我通常可以從他們聲音中的能量，感知得出來他們是以高我還是造物主的視角進行解讀。當他們開始感到緊張，得到的訊息可能是來自他們的高我，而不是造物主。原因是因為他們沒有保持純粹的希塔波，而且需要適切的洞察力。

當被問及一個問題時，高我很可能會先連結集體意識或提出自己的觀點，祂才會繼續問造物主，除非我們訓練祂改變做法。例如，如果我問我的高我，下一任美國總統會是誰，我的高我可能會說：「這個世界和政府都腐敗，無論誰贏得選舉，你都沒有發言權，所以你爲什麼要問這個問題？」但是，如果你去問一切萬有的造物主，你就能得到絕對眞理的答案。

當我上七問一切萬有造物主，是小布希還是高爾會贏得二〇〇〇年總統選舉，造物主告訴我：「維安娜，專注於你的人生。關注你所處的環境，愛身邊的人，讓你的人生有所不同，並且努力精進自己。如果你這樣做，你將能夠幫助他人。」

「好吧，造物主，但是誰會贏得選舉呢？」

「維安娜，專注於你自己。這其實並不重要。這場選舉還不會有一個明確的贏家，幾週後才會知道誰獲選，而且不會是普遍受到支持的那個人。」

上帝是對的。重新計票的情況持續了好幾個星期。

我們訓練高我與造物主連結的方法，就是每天有意識地上七。如此一來，潛意識就能學會以「與造物主神聖能量保持連結」的方式來生活。

信念處理和高我

當你開始改變你的信念，你就會開始將更高層面的自己帶入你的身體。你獲得的美德越多，你的高我進入你能量場的比例就越高。但如果你一直生氣和懷恨在心，在你能量場裡的高我比例就會比較少。例如，像達賴喇嘛這樣的人，他的能量場裡就存在許多面向的高我。

然而，只有清除負面信念，高我才能留存於人類肉身。清除信念後，可以幫助你變得更健康、更強壯，更接近你的神性自我。當你開始擴展靈通力，你的當務之急就是同時改變負面信念，這樣才能使肉身與靈魂保持相同的振動水平。

要將高我的振動頻率維持在肉身裡，其實蠻困難的，因爲祂可能會消耗肉身的體力。爲了在不耗盡體力的情況下留住更多比例的高我，請務必增加上七的頻繁度，就能有助於平衡你的身體。

θ

將高我整合至身體

所需的美德：樂於助人、誠實、善良、忠誠、高尚和值得信賴。

將高我整合至身體中，可以幫助靈魂本質理解肉身本質，使兩者能夠合作無間，努力實現共同目標。

你清除的信念越多，你的高我和身體之間的整合度就越高，你的健康狀況也會越好。

θ

1. 上升到第七界（請參閱第41、42至43頁），發出指令：「一切萬有造物主，我下指令（或請求）盡可能地將我的高我整合到我的身體裡，使我的身體強大，並請高我立即進入我的能量場。謝謝。完成了，完成了，完成了。」

2. 見證高我透過頂輪進入身體，並在細胞層面上以愛、溫柔和力量的神奇能量與身體整合。只需要讓足夠比例的高我進入身體，來強化身體狀態。

3. 完成後，請用第七界的能量洗滌自己，並與第七界保持連結。

你的高我對你的經歷很敏感，但是無論你的經歷是好是壞，對祂來說都不重要，畢竟高我不是著重物質體驗的存在。從靈魂的角度來看，糟糕的經歷和良好的經歷，能帶給你的學習和成長都一樣簡單。從更高的靈性層面來看，如果我們從某經驗中學到課題，表示這個經歷對我們是有益的，關鍵是要轉化爲正面的經歷。在第七界，我們可以創造出你想在地球上擁有的任何經歷。

高我的神聖使命

高我的其中一個功能是獲得美德，使靈魂能夠學習、擴展和成長。與高我對話以便了解需要哪些美德，是很有用的做法。

維安娜：我是否有權利與你的高我交談，詢問祂需要獲得哪些美德？

羅絲：是的，我允許你這麼做。

維安娜：當我連結到你的高我時，祂遞給我一張用紅色和黑色墨水草寫的清單。第一項是「服務」，第二項是「學會讓某人完全愛你，並學會完全愛某人」。黑墨水書寫的內容如下：「你已經學會謙虛，也學會了勇敢。兩週前，你學會了如何欣賞你一生中所做的一切好事。」

羅絲，你的高我說，愚蠢的人會讓你感到惱怒，但你正在學習對地球有耐心，而且主要是對自己有耐心。這些都是你目前正在努力改進的主要目標。

你的高我需要獲得哪些美德呢？

θ

探索高我的神聖使命

我們的高我有自己的使命，並且知道祂已經學到的美德，以及還需要學習的美德。

1. 與另一個人配對，彼此與對方的高我交談，了解祂正在學習的美德，以及還需要學習哪些美德。
2. 然後上七以造物主的視角，看看需要下載什麼。

這個過程只需大約五分鐘。

第三界本能

動物本能

地球上的每個動物，都具備我們稱為「本能」的智慧。出於某種原因，我們人類認為本能這樣的智慧，比身體傳遞給大腦的意識訊息還要次等。但我們大多數人並不知道，本能影響我們生活的程度，比我們以爲的還要多。

關鍵是要覺察到自己的本能，並以對我們有利的方式加以運用。這也是我們學習掃描自己身體的原因，就像我的第一本著作《希塔療癒》中所做的說明。身體掃描能夠直接向我們提供體內狀況的訊息。誰知道呢，你也許就剛好在運用直覺感知自己的身體時，救了自己一命。

我們具備與動物相同類型的本能，無論是潛在還是被遺忘的本能都一樣。例如，警察會說「我就是有某種直覺」或者「我就是知道他有槍——我能感覺得到」，大家會覺得很正常。但是當你說「我以靈通感知力看到他有槍」時，你就好像越界了。其實這是相同的事情，但對於許多人來說，「靈通」這個詞卻具有負面的含義。這種態度使我們對人類本能中靈通的那一面視而不見，這也可能是我們認爲其他動物沒有靈通力的原因。

每種動物物種都會爲了生存而發展出靈通感知力，我們也是如此。例如，當女性第一次哺乳嬰兒時，彼此會立即建立無需言語的交流。然後，她的身體會分泌出有抗體的乳汁，以滿足孩子因爲成長而有所變化的養分需求。對我來說，這是人體因應需求自然產生的智慧，超越了理性思考。事實上，在某些求生情況下，理性思考並無用武之地。

不過，人體還會運用表意識無法察覺的方式，來與其他人類交流，也就是費洛蒙的反射過程。

動物的吸引力

費洛蒙是我們的汗液和其他體液分泌的化學物質，具有傳遞訊息的功能。當我們在性方面受到某人吸引，大多數人會自動改變自己的氣味，希望對方能被我們的香氣吸引。但令人驚奇的是，在很多情況下，這些反應是在無意識思考下發生的。這表示我們可以透過氣味被另一個人吸引，並從這種氣味中直覺地理解對方 DNA 中的訊息！

某些科學家認爲，我們被氣味吸引的程度大於外貌。因此，我們是被某人能量裡所釋放的潛意識訊息吸引。但如果我們有意識地察覺「聞到的訊息」，我們將能夠以深刻的方式理解這個人。我們可以聞出他們是否患有疾病、有基因缺陷或者精神不穩定。如果我們能像狗狗一樣感知氣味，我們就可以運用靈通力來識別這些分泌物。

嗅覺是什麼？當你聞到別人的氣味時，你感知到的是原子這樣的粒子。DNA 飄入你鼻子後產生的刺激，能讓你本能地有所反應。嗅覺本身就是一種語言形式，因爲符合了「交換信息」的語言定義。當你的身體獲取這些氣味信息時，身體就能很容易地判斷這個人是否能在性方面與你合拍，或者他們是否與你有足夠的共同之處，讓你有辦法與他們相處。這有可能是你會被特定類型的人吸引的原因，因爲你的 DNA 會透過氣味散發的化學訊息，來解讀對方的 DNA 在心理、精神、情感和生理等所有層面，是否彼此合適。

我相信繁衍的過程會運用既有的 DNA 來發揮最大效用。這表示特定生理和情感特徵，會以造福人類的目的，透過基因物質的融合傳承下去。

我與一些人談過，他們告訴我，他們不僅在性方面受到對方身體的吸引，還被一種難以解釋的本質吸引。我認爲有些人會被比自己的振動頻率略高的人吸引。這個現象超越了氣味吸引力的範疇，而進入了靈性吸引力的領域。

如果你遇到某個人並受到對方的吸引，表示你從自己的氣味到態度等所有層面都會產生改變。你是否曾經想過，爲什麼已婚伴侶知道他們的配偶在性方面受到其他人的吸引？這是因爲他們的氣味改變了，他們的能量和肢體語言也發生了變化。這些轉變都是發生在遺傳層。女性突然變得更加親切，因爲男性喜歡親切的女性。男性會立即產生更多的精子來對抗其他男性的精子。所有這些變化都是出於本能。

自主神經系統

我們體內以本能反應來運作的另一個典型例子就是自主神經系統。這是一個由神經纖維組成的網絡，能調節眼睛的虹膜以及心臟、血管、腺體、肺、胃、結腸、膀胱和其他內臟器官的平滑肌動作，全部都在沒有大腦意識干預的情況下運作。然而，由於自主神經系統與身體的其他系統相連，因此它會受到情緒的影響。例如，憤怒會增加心跳速率，恐懼會讓人有胃部翻攪的感覺，滿足感可以降低血壓。那麼自主神經系統是如何知道做到這些事呢？

研究人員認爲，人類的心智和身體一起產生了電磁能量場。我們知道，人類神經系統利用可被視爲電流的東西向全身發送重要信息，以實現各種生命機能，包括處理感官信息、組織細胞化學反應，以及在神經元突觸發射電子。人體本身顯然帶有電磁，也就是由原子、電子、質子和離子等帶電粒子組成。

地球上的所有生命形式，都由不同頻率運動的亞原子粒子組成。每個生命形式的振動節奏不同，但我們都是粒子經過排列後呈現的結構。最終，我們不過是以較慢或較快的節奏運動的粒子罷了。這種運動產生的能量特徵，可具有光、聲音和電磁場的形式，這樣的能量特徵也是一種交流方式。我相信，包括人類在內的所有動物，都有能夠在不需經過表意識思考的情況下，以超越常理認知的感官與機能，來溝通與交流的獨有特殊方式。

DNA直覺

身體中另一個不需意識思考就能運作的系統是DNA。這是一個祕密運行我們身體一切事物的程式，儘管我們完全覺察不到。

地球上的每種動物都能夠調整自己的直覺，以幫助自己生存，我們也是一樣。我們一直想讓自己脫離動物世界，但我們仍然是動物。我們是哺乳動物，會想極力保護自己的孩子。爲什麼我們要這樣保護他們？因爲我們本能地知道，孩子代表未來。這種本能是從我們的祖先那裡傳承下來。我們能夠在身體中明確定義這種特質嗎？它從哪裡來？位於身體的哪個部位？這種特質就存在於我們的 DNA。

我們的 DNA 不斷創造直覺性的生存機制，這樣的機制利大於弊。例如，即使你從未見過蛇，當你看到一條蛇，你很可能本能地感到恐懼。而這種反射性的直覺就源於 DNA 的知識。

我們的 DNA 可以將數據輸入到一個網絡，就像我們可以使用網際網路一樣。如果它也能從這個網絡中提取數據，與網絡上的其他參與者建立聯繫，那麼我們可能會與親屬等直接共享 DNA 關係的人，具有一種未知的連結。

這種思路可以解釋部分遠端療癒、心電感應和遠端感應的現象。這也可以解釋，爲什麼有些人在相隔數英里的狀態下，仍能感知到他們親屬的疼痛感。

如果進一步推演這個概念，我們可以說，我們與地球上每個人都共享 DNA，甚至在某種程度上，也與其他動物共享 DNA。這表示我們也許可以與他人的 DNA 建立連結。此概念解釋了集體意識和超溝通（hyper-communication）的現象，也解釋了我們爲何能夠取回其他人的祖先記憶和前世記憶。

記起他人的前世

在這個練習中，你將解讀一個夥伴，並記起對方的前世或祖先記憶。過去、現在和未來之間沒有區隔，因為三者都在同時發生中。思想和意識移動的速度超過光速，也因此超越了時間法則。透過使用濃縮的輕盈思想型態，我們可以彎曲第六界法則，以記起未來的方式來快轉倒轉時間，進而記起並體驗某人的前世。這個練習讓我們明白，在三維宇宙中，線性時間並不存在。

當你見證一個人的前世時，請專注於積極正向的部分，而非消極負面的部分。

1. 上升到第七界（參見第41、42至43頁）下達指令：「一切萬有造物主，我下指令（或請求）我現在能看見並記起〔人名〕的前世。謝謝祢。完成了，完成了，完成了。」

2. 見證自己彷彿快轉時間，再倒轉時間到此人的前世。靜靜觀察並記起前世。詢問造物主：「上次發生這種情況時，他們可以有哪些不同的作為來改善情況？」

θ

3. 告訴此人這一世經歷的所有好事，並聚焦於從中學到的正向收穫。

4. 用第七界的能量洗滌自己，並與第七界保持連結。

第三界動物

如果我們能透過DNA與其他人建立連結，那麼與我們共享第三界的動物，又與我們具有什麼樣的連結呢？

在古代，我們與動物的連結曾是某種狩獵採集的共生關係，進而讓特定物種演變成明顯有益於我們生存的馴化狀態。狩獵採集者最終成爲牧民，畜牧業和農業應運而生。這就是馴化的開端，而這樣截然不同的共生關係，亦延續至今，人類也開始奴役其他人類和動物。在過去的一萬年裡，我們對馴化動物進行了基因改造，來適應自身的需求，不幸的是，也因而導致某些物種滅絕。

然而，最近某種與萬物（包括動物在內）相互聯繫的概念再次復甦。相對較新的DNA科學研究顯示，我們與這個寶貴世界的其他動物有許多相同的生物結構。雖然每個物種的DNA結構可能有所不同，但包括人類在內的所有物種，基礎都是相同的。這表示，無論這些起源在何處、用什麼方式成為的某種「存有」，我們都有共同的起源。無論我們人類是與形同兄弟姐妹的動物一起在這個世界上進化，還是我們是來自他方的星際種子，其實根本不重要。因為儘管我們可能擁有不同的外表，內在卻非常相似。

人們認為「動物因為大腦較小而智力較低、或直覺較差」的這個想法，其實是錯誤的。我們雖然擁有一顆龐大的大腦，但我們只使用其中一小部分。動物的大腦雖然比較小，但可能是以一種不受大小限制的方式，來運用牠們的腦組織。

動物有靈魂嗎？當然有。牠們會透過靈魂能量的轉移，而在各界之間發展嗎？當然會，就像我們一樣。

這種認為所有生物相互聯繫的「新興」哲學，實際上並不是新的東西。在印度，這種觀念已經流傳了數千年，並演變成了素食主義。在世界的另一端，美洲原住民認為所有生命都是整體的一部分，動物與人類平等。某些美洲原住民是狩獵採集者，他們獵捕與食用動物，但他們被教導要尊重並感謝被屠宰動物的靈魂。實際上，許多部落所拜禱的第一批「神祇」，似乎就是某種動物議會形式。

世界上許多地區的早期信念系統認為，人類是自然界的一部分，且無論是何種面向，都沒有優於其他物種。對於原住民來說，這個星球上的一切都是相互關聯的，從最小的水晶到海洋中最大的鯨魚。但為了理解萬物是如何相互聯繫的，我們必須探索與其他動物的互動方式。

療癒動物（人類以外的動物類型）

許多人最好的朋友就是寵物，牠們是無條件愛的眞正體現。

我們選擇寵物的方式，可能與選擇伴侶的方式相同。如果我們害怕被愛，我們會選擇一隻有點疏遠且會保持距離的寵物。如果我們情緒緊張，我們的寵物可能也會情緒緊張。動物會將我們的能量反射回給我們。

我解讀過數千位有養寵物的人之後，我體悟到，如果寵物生病，主人也會生病，反之亦然。如果我療癒主人，也會需要療癒寵物。如果先生病的是寵物，也一定要療癒主人。我當時知道我需要調查這個現象。

我見過最病重的人患有萊姆病、組織胞外絲菌病（肺部真菌感染）、癌症和腦炎，而這還只是一個開始。奇怪的是，她的貓也和她一樣病得很重。

起初，我以為是我幫她療癒的期間，她的貓又傳給她一些疾病。但是，當我從第七界的角度觀察這個情況時，我發現情況正好相反。

大多數寵物貓認為自己是人類，牠們只是允許主人將牠們視為寵物。但是這隻貓不同，她充滿慈悲心，眞心愛我的客戶。她試圖療癒主人，結果自己也生病了。

這非常奇怪，因為有很多時候，這位客戶病到遊走於鬼門關前，她的貓就會幫她承擔疾病。我的客戶每次都會稍微好轉一些，但是貓最終在這場重複療癒循環的情況下離世。

我就是在這個時候開始注意到動物的循環行爲。每當人們來找我，要求我療癒他們的狗狗時，我會檢查看看，狗狗從他們身上承受了多少身體或情緒上的困擾。果然，如果客戶患有糖尿病，狗也會死於糖尿病。

我意識到，狗和貓是爲了特定的特徵和職責而被培育出來，幾個世紀以來，某些狗和貓已經發展出療癒主人的天賦。而這種天賦，會透過ＤＮＡ傳承下來。

當我調查這個現象時，我意識到寵物無法擺脫牠們承擔的疾病。除非我療癒主人讓疾病遠離主人，否則牠們會一直保留病氣。最有效的療癒結果，就是我先療癒主人，再療癒寵物。

與動物連結

我發現，如果我詢問動物的高我是否允許我幫牠療癒，療癒效果會更好，因爲動物無法用語言溝通。

如果高我不想做療癒，我們可以和高我講道理，但還是要尊重祂的決定。

在許多情況下，寵物會希望生命就此走到盡頭，主人卻會試圖讓寵物活下去。主人的意念會以靈性勾❶的形式，讓寵物活下去。寵物非常愛主人，因此牠會試著活下去。但是，我們應該上七問動物高我的意願，就像我們會詢問人類高我的方式一樣。我們應該問動物的靈魂，祂希望留下還是離去。

我還發現，有時動物會有某些必須移除和取代的核心層信念，甚至需要被灌輸「我知道接收和接納愛的感覺是什麼」等感受。

上述的所有要素結合在一起，就形成了我療癒動物的程序。

首先，你應該向動物介紹自己。在這個過程中，你的能量要擴展到動物的心靈和身體層面，並告訴牠你的神聖名字。現在，動物已經感受得到你的ＤＮＡ印記，牠能因此知道你是否有不良意圖。即使是遠端療癒動物，我也一定會先向牠介紹自己。

然後，請動物告訴你牠的神聖名字。所有動物都有神聖名字。可以是一個音調、一個能量特徵或一個名字。動物會以印記的方式讓你知道神聖名字，也就是聽起來像輕輕出聲的一種振動。

❶「靈性勾」是一種因意念勾住了彼此而產生的能量連結，會彼此影響。詳細介紹可參考《希塔療癒：世界最強的能量療法》（橡樹林出版）。

θ 與動物的高我對話並詢問牠的神聖名字

1. 上升到第七界（參見第41、42至43頁）下達指令：「一切萬有造物主，現在我下指令（或請求）見到這隻動物的高我。謝謝祢。完成了，完成了，完成了。」
2. 動物的高我通常會漂浮在動物上方。請到動物的高我面前，詢問牠的神聖名字。
3. 等待感受到代表此神聖名字的振動頻率。
4. 一完成此過程，就用第七界的能量洗滌自己，並與第七界保持連結。

當你進入到動物的能量場進行對話時，你需要意識到，大多數的動物並不理解我們人類的口語。較爲實際的動物溝通方式，是透過心靈感應來傳送圖像到牠的腦海。大多數動物都是用發送圖像和振動來溝通。牠們不會直覺地傳送單詞，而是傳送感覺、情緒和影像。

同樣非常重要的是，請務必理解傳送感覺與傳送單詞是非常不同的兩件事，因爲你向動物傳送的是某種情緒。因此，如果你發現自己處於被動物威脅的情況，請別投射「不要咬我」的念頭。如果投射任何與「咬人」有關的影像，動物可能會誤解，而眞的發生咬人事件。取而代之的是，向動物投射純淨的愛，並設法遠離現場。在某些情況下，堅持立場可能是最好的選擇，但不一定總是如此。此外，請記住，透過心靈感應向動物投射愛的能量，並不適用於所有動物。在與動物打交道時，謹愼行事才是勇敢的表現。

θ

向動物傳送圖像或情感

1. 上升到第七界（參見第41、42至43頁）下達指令：「一切萬有造物主，現在我下指令（或請求）向這隻動物傳送一個圖像或情感。感謝祢。完成了，完成了，完成了。」
2. 一完成此過程後，請用第七界的能量洗滌自己，並與第七界保持連結。

動物也會像人類一樣陷入長期的憂鬱狀態。如果你有一隻情緒低落和無精打采的寵物，你應該在腦海中向牠投射一個圖像：牠處於快樂的環境中，主人是牠的朋友，正在給予牠愛。

另一種與動物建立連結的方式，就是將你的手放在牠們身上，以心靈感應的方式從牠們那裡擷取信息。這些信息可能會以圖像形式來呈現動物經歷的一切。我建議你多練習這種身體掃描的方式，你就能自在療癒動物。

θ

掃描動物的身體

你的行為舉止和靈通感知力所投射出去的能量，均需同樣充滿自信和力量。

1. 上升到第七界（參見第41、42至43頁）下達指令：「一切萬有造物主，我下指令（或請求）現在見到這隻動物的高我。感謝祢。完成了，完成了，完成了。」
2. 詢問動物的高我是否允許進行解讀。
3. 然後問牠的神聖名字，等待感受到代表此名字的振動頻率。
4. 掃描動物，如果需要的話，可以見證一次療癒，或將任何負能量送往上帝的光中（請參見第261至262頁）。

θ

5. 為了向動物傳送愛和幸福的圖像，請下指令，以投射幸福與愛等感受的方式發送給牠。
6. 讓自己離開動物的能量場。
7. 用第七界的能量洗滌自己，並與第七界保持連結。

動物的痛覺很敏銳強烈，因此會很難幫牠們療癒。在見證療癒之前，可能需要先緩解牠們的疼痛。另一個方法是進入動物的能量場，向牠投射強壯健康的感覺。

對動物進行信念處理和感覺下載的療癒

療癒動物通常很快見效，但如果牠們沒有反應，可能會需要處理信念或下載感覺。改變遺傳層與核心層信念編程的處理，能有效幫助到牠們。請上七徵求牠們高我的允許，來幫牠們處理信念和進行療癒。

動物可能需要的某些感覺包括：

「我知道接收和接納愛的感覺是什麼。」
「我知道被愛的感覺是什麼。」
「我知道被重視的感覺是什麼。」
「我知道如何在沒有被拋棄的感覺下生活。」

處理動物的信念與下載感覺

所需美德：接納、慈悲、勇氣、信心、寬恕、感恩、希望、善良、平心靜氣、服務和求知欲。

1. 上升到第七界（參見第41、42至43頁）下達指令：「一切萬有造物主，我下指令（或請求）現在見到這個動物的高我。感謝祢。完成了，完成了，完成了。」
2. 向動物的高我徵求處理信念的許可。
3. 如果獲得許可，請與高我對話，詢問牠的神聖名字。等待代表此名字的振動出現。

θ

4. 每次移除和替換信念以及要下載感覺的時候，均需徵求許可。
5. 見證轉換信念和下載感覺的過程。
6. 離開動物的能量場。一完成此過程，就用第七界的能量洗滌自己，並與第七界保持連結。

清除負能量

動物對治療反應很快，考慮到動物常常會吸收主人的病氣，你可能也會想療癒主人。這就是定期清除寵物身上的負能量如此重要的原因。

θ

清除動物的負能量

如需清除動物身上的負能量，只需獲得牠的許可，然後前往第七界下指令讓負能量消失。就像療癒人類一樣，你可以在療癒動物時，回溯帶入強大的祖先DNA。見證疾病或情緒從動物身上釋放並送入上帝之光中。

θ

1. 上升到第七界（參見第41、42至43頁）下達指令：「一切萬有造物主，我下指令（或請求）與（動物名）的高我交談。感謝祢。完成了，完成了，完成了。」
2. 問動物高我的神聖名字，並等待名字的振動頻率出現。
3. 然後詢問動物，是否希望清除從主人那裡吸收的負能量。
4. 一旦獲得許可，請見證造物主清除動物的負能量。
5. 一結束過程，就用第七界的能量洗滌自己，並與第七界保持連結。

動物非常敏感，因此切勿將動物與病人放在同一個房間。除非你事後能幫牠們清理，否則牠們會吸收負能量。這也應該成爲我們的一個借鏡。有時候我們也會在不知不覺中受到負面影響。

動物的情感創傷

很明顯地，當動物和冷靜的主人在一起時，牠們也會感到放鬆。這對狗來說尤其如此。重要的是，寵物主人要意識到寵物感受得到他們的情緒。如果主人感到壓力，寵物會將這些情緒視爲自己的情緒，而試圖爲主人排解。

如果動物過去曾受到虐待，這種虐待的能量會透過情感印記，藉由牠的行爲外顯出來。如果你發現一隻被遺棄的動物，你可能會感受到牠需要清除這種創傷。在這兩種情況下，你可以運用和療癒人類一樣的信念處理方式；也可以像療癒小孩一樣，透過動物的高我來進行療癒；或者與動物連結後，由你代替動物來進行能量測試。一旦找到引起動物行爲異常的記憶和信念，請移除並替換爲良好的信念。

狗的世界

希塔療癒在動物身上的作用有多快？快得令人難以置信！這是因爲某些動物對靈通振動頻率尤其敏感，且同時擁有其他感官。狗就是一個很好的例子。

我有一隻馬爾濟斯。馬爾濟斯是最古老的品種之一，經過證實有二千八百年的歷史，但也有人猜測馬爾濟斯已出現在地球上超過八千年。有證據顯示，牠從亞洲來到馬爾他島，然後傳播到世界各地。馬爾濟斯最初用於狩獵，隨著時間推移，被訓練爲品嘗貴族的食物來防止貴族中毒的犬種，並被培育成爲「陪伴狗」。馬爾濟斯在歐洲有「袖狗」的別稱，因爲歐洲人曾把牠放在袖子裡四處跑。以直觀的角度來說，觸摸馬爾濟斯的時候，能觀想到牠們過往的主人都是好幾世代的國王和皇后，也能觀想到牠們撫慰人心的效果等同降血壓藥。

從靈通角度來看，我的狗狗茉莉有一種白色的能量，起初看起來像雪。她還會散發一點香氣，所以我們以白色茉莉花的名稱來爲她命名。當她和我互相觸碰到對方時，就會因爲交換DNA知識而讓我們產生本能方面的連結。

當你和某人握手時，你的意識能夠進去他們能量場多深的範圍？你能夠感知到什麼？你能夠達到跟狗狗直覺力一樣的程度嗎？

當多數狗狗接近你並舔你的手時，牠們可以解讀到你的身體狀況和生活中發生了什麼事情。牠們看得出來你是否害怕或冷靜、你是否有壓力或需要愛。然後，牠們會開始釋放費洛蒙來療癒和安慰你。

如果你的狗可以透過味覺來解讀你的DNA，想像一下當牠嗅聞你時會獲得什麼樣的知識！狗的嗅覺可能比人類好一百倍。你看過狗互相嗅聞屁股嗎？牠們這樣做是爲了得到DNA印記，來了解另一隻狗的完整背景。最強烈的DNA印記來自嘴唇、口腔和其他私密開口處！

我知道每次茉莉舔我或聞我時，她都會調整自己的狀態來安慰我。她會改變自己的心跳、費洛蒙和療癒能量，來振奮我的心情。

狗的感知能力非常敏銳，因此能有助於特殊需求的人——牠們經過訓練後，可以幫助盲人、糖尿病患者和癲癇患者。牠們對主人的每個身心舉止反應都很敏感。牠們能夠聽到主人心跳的變化。我們有幸與這些特殊的動物分享生活。

馬

現代馴養的馬與人類的關係已經有大約六千年的歷史。在現代世界中，有各種性格迥異的馬匹，有些溫馴，有些則不太友好。有些馬非常依賴牠們的主人，就像狗一樣。牠們也同樣能感覺到主人的不安。

療癒馬匹時，請記住牠們的耳朵周圍非常敏感，不喜歡被觸摸。但一旦牠們信任你，就會喜歡你搔抓牠們的耳朵。當你走過一匹馬，你邊繞到牠身後時，一隻手要邊放在牠的背上，這樣牠就會知道是你在後面。這是爲了確保牠不會像對待掠食者一樣踢你。

馬匹的一切行爲，都是基於數百萬年來被掠食者獵捕所形成的本能反應。因此，牠們總是保持警惕，甚至可以從地面的振動感覺到你正走向牠們。馬匹在你到達牠面前之前，就能從大老遠感受到你。所以當你第一次走向牠時，你應該以一種讓牠知道你在場、但不會對牠構成威脅的方式移動。馬匹可以透過你動作的振動頻率，感知你是否鬼鬼祟祟、恐懼或具有掠食特質。除非牠受過訓練而不會對你散發出來的恐懼氣味有所回應，否則牠會準備逃跑。

馬匹用腿與世界溝通，因此這是你與牠們建立關係的方式。大多數馬匹在你觸摸牠們的腿時，會變得不靜。你越有辦法觸摸到馬的腿，牠會越信任你。所以如果你有養馬，最好自己清潔牠的蹄子。

現在，讓我們來用靈通感應的方式來體驗馬的感覺。

θ

與馬建立連結

1. 自信而堅定地走向一匹馬，而非投射出順從的能量。請在過度自信和過於服從之間找到一個平衡點。

如果你直接靠近並上馬，而不先向牠介紹自己，牠就無法以正確的方式認識你。如果你走向牠，以牠習慣的方式向牠打招呼，牠將永遠記住你並尊重你。即使是遠端療癒馬，我一定會先向牠介紹自己。

2. 請向馬的鼻子吹氣，這是一種兼具心靈和實體的自我介紹方式（兩側都要，因為這就是兩匹馬相遇時的打招呼方式）。透過你呼出的氣息散發出的費洛蒙，馬匹就會知道你投射的堅定意念和安全感，值得獲得牠的尊重。同樣重要的是，你必須以靈通的方式見證這些感覺和情緒，透過費洛蒙傳向馬匹。

θ

只需一、兩秒鐘，這種DNA交換現象就會讓馬知道，你是安全的、強壯的、虛弱的還是害怕的。馬很快就會知道，你是否會和牠成為朋友。

3. 把你的神聖名字告訴馬匹，並問牠的名字。牠會怎麼回應呢？牠會對著你的臉吹氣，告訴你牠的名字！

4. 開始自信地在馬匹周圍走動，同時以靈通的方式投射同樣的訊息。你每走一步的振動，馬匹都感受得到。如果你緊張，馬匹也感覺得到。請保持放鬆和平靜的心境。

如果你走向一匹馬時有些緊張和不確定，這可能是馬匹的感受，而不是你的感受。一旦你意識到這一點，就可以使牠冷靜下來。

當你在馬匹周圍走動時，請邊走邊把手放在牠的背上，這樣牠隨時可以知道你的位置並感到安全。

關鍵是與馬匹產生共鳴。在獲得牠的許可後，你就能擴展能量到牠的能量場，感受成為馬的感覺。

擴展至動物的能量場

在獲得動物高我的許可後，你可以擴展自己的能量到動物的能量場，感受成為那隻動物的感覺。你將感受得到牠的腿、牠的身體、牠的移動方式。這樣的話，你將獲得成為該動物的感覺DNA印記。

1. 上升到第七界（參見第41、42至43頁），讓自己感到自在，並深呼吸。
2. 想像你和動物在分子層面上融為一體。感受成為該動物的感覺。像牠一樣移動與思考，獲得牠的DNA印記。你的分子和此動物的分子相互來回傳遞。你們兩個產生連結，成為一體。
3. 當你完成時，請用第七界的能量洗滌自己，並與第七界保持連結。

馬的氣場

馬的氣場顏色可以告訴你很多相關訊息。

θ

尋找動物的氣場顏色

1. 上升到第七界（參見第41、42至43頁）下達指令：「一切萬有造物主，我下指令（或請求）看到這個動物的氣場顏色。感謝祢。完成了，完成了，完成了。」
2. 見證動物的氣場顏色。
3. 當你完成時，用第七界的能量洗滌自己，並與第七界保持連結。

氣場顏色代表什麼意義？

- 白色表示完美的風度和強大的療癒能力。
- 白色或綠色的閃光表示有療癒能量。
- 藍色表示馬非常敏感，不會對外來施加的力道做出回應。也表示牠正在試圖解讀你。溫柔的口氣能使馬平靜下來。
- 紅色表示馬感到恐懼，覺得到處都有危險。牠既膽小又有抗拒心態。如果你見證白光擴展到牠的能量場，牠就會有所回應。

- 灰色表示馬身上有蠕蟲或生病。
- 紫色表示馬易受驚嚇且只信任少數人。但牠會對第七界能量有所反應。

θ

看見馬的氣場

1. 當你在馬的周圍走動時，請注意牠的氣場顏色。牠體內的不同部位顏色會有所變化。如果牠受到驚嚇，顏色會瞬間閃爍，然後恢復正常。
2. 當你第一次觸摸馬時，請上七想像馬匹變成純粹的光能量……這團光能量會是什麼顏色呢？請想像與其融合在一起。

當我觀看電影《鷹女》（*Ladyhawke*）時，我被他們騎乘的黑色馬匹深深吸引。我後來發現那是一匹弗里斯蘭馬，於是擁有這個品種的馬成為我的夢想。弗里斯蘭馬的血統來自荷蘭，最初被培育為戰馬。後來，弗里斯蘭馬被訓練為參加馬術比賽的花步馬，還可用以拖曳馬車，以及做爲輕型役馬的用途。

最近，我有機會擁有一匹這樣威嚴的馬匹，我的母馬叫做菲亞（Feja），她的血統來自荷蘭。我第一次觸摸她時，我進入了她的能量場，她的氣場呈現閃閃發光的白色能量。我認爲這是因爲當我觸摸她時，我是上七的狀態，而她本能地調整爲相應第七界的顏色和能量。

當我帶菲亞去希塔療癒知識學院，來讓我的學生體驗進入大型動物能量場的感覺時，我從她那裡學到了一些新的東西。

我注意到，每當學生觸摸菲亞，她的氣場顏色就會改變爲該學生當時散發的氣場顏色。她的情緒狀態也會隨之改變。如果觸摸的人緊張，菲亞也會緊張。如果此人冷靜，菲亞也會冷靜。

我覺得這是特殊動物才擁有的交流形式：牠們將我們散發的能量回流給我們，並且加以放大。

神祕的貓

貓分爲兩種類型：一種是對環境有依附感的貓，另一種是認爲自己是人類、並對主人有依附感的貓。認爲自己是人類的貓擁有神祕的特質，牠們可說是主人的天然靈通能量增強器。我們的寵物猶如映照出我們靈魂本色的鏡子，而貓更是如此。牠們會放大主人投射的好壞能量。貓亦可以給予、放大或吸收能量。

神祕主義者在進行神聖療癒時，會以貓作爲能量放大器。貓能增強許多不同的靈通力，如心電感應、靈聽力、靈視力、共感能力和預知感官，我們都會在一定程度上使用這些能力。

當主人生病時，貓可以幫主人療癒；當主人爲他人進行療癒時，貓也可以作爲主人能量的增強器。

類似貓這樣有能量增強能力的動物，包括烏鴉、渡鴉、大多數的猛禽和一些小型犬，不過多數狗狗與主人之間更像是互相關懷的友情關係。大多數人與貓的關係，則是建立在貓允許人類將牠當作寵物飼養。

大多數的貓會選擇牠們的主人。牠們會選擇一個可以讓牠們透過心電感應來隨心所欲溝通的人。而大多數主人甚至不知道，他們其實有在跟貓進行心電感應的交流。

然而，有些貓實際上並不是貓，而是完全不同的存有。有些是寄居在貓身體中的靈性能量，祂們像指導靈的角色，來幫助人們找到自己的人生道路。

當你用靈通力與貓進行交流時，最好是和牠的高我溝通。如果你沒有先與貓的高我交談就直接進入牠的能量場，牠就會變得煩躁。

野生動物

「動物問題」

我一直有所謂的「動物問題」，從大型動物到非常小的動物都一樣：那就是動物似乎對我毫無察覺，即使牠們離我很近，也看不見我。這個現象主要發生在野生動物身上，因爲狗、貓和馬總是能看見我，而且大多數都喜歡我。但是對於野生動物，就像我在其他書中解釋的那樣，我對牠們來說好像是隱形人。

在反思爲什麼會發生這種情況之後，我意識到是因爲我沒有散發出任何具威脅意念的ＤＮＡ振動頻率，所以動物將我視爲植物或較小的動物。這對我有利，因爲我就能夠接近野生動物。

這在我第一次去澳洲時得到了證實。

澳洲的動物

在去澳洲之前，我就很想去野外看無尾熊，因爲我知道牠們很特別。我在去之前一週，向上帝提出了這個要求，這樣宇宙就會有足夠的時間處理我的願望。但是當我到達澳洲時，澳洲人告訴我很難在野外看到無尾熊，而且牠們從來不會從樹上爬下來。

我們在黃金海岸庫蘭加塔上方山區的一所大房子上課。會議室沒有空調，我和蓋伊在午休時間去森林散步來避開悶熱感。我們注意到有隻無尾熊從一棵樹上爬下來，就在一輛車前面。牠動作雖然緩慢但精確到位，我們看著牠又爬上了另一棵樹。我很興奮能在野外看到牠！

當我回到教室時，學生們告訴我，能在那個地區看到無尾熊是非常罕見的事。但是當我向造物主提出我的要求時，我已經相信我會看到，所以人生的一切都跟信念有關。

在愛達荷州，我住在周圍都是房子的地方，我經常吸引麋鹿家族到我的院子裡。當我感知到牠們那種有如芭蕾舞者般的輕盈能量時，我就知道牠們在附近。

我甚至吸引了一隻灰狼來到我的後門。某天晚上，有種力量驅使著我從後門的強化玻璃往外看，當我這樣做時，我剛好與一隻狼對看。

重點是，如果動物知道牠們處在安全的環境，就會現身讓你看見牠們。當然，我明白你可能不想吸引特定動物。因此，你應該向宇宙發送你想顯化的願望，來吸引你想看到的動物，而不是你想避開的動物。

連結野生動物

在與野生動物接觸之前，你應該先做一些信念處理，了解你對野生動物的感受。請針對「我害怕野生動物」這條信念做能量測試。

如果你天生就對某種動物感到恐懼，請使用挖掘恐懼的方式來找出造成此原因的底層信念。我在印度的時候，曾療癒過幾個個案，他們天生怕老虎。我不得不回溯到不同世來清理他們的恐懼能量。

面對任何動物最好具備常識，並且遵循公園管理員和其他知識豐富的自然學家制定的安全準則。最好是從遠處觀察野生動物（尤其是大型肉食性動物）。這就是爲什麼上帝幫助我們創造了望遠鏡和廣角鏡頭相機！

當你在野外行走時，你應該發出如信號般的意念：走在野外是安全的，周圍的一切都是安全的。這樣，你將能夠看到更多動物，而不會受到牠們的傷害。當你遇到動物時，發出這樣的安全信號格外重要。不要發送恐懼的信號，而是不斷發送「我是安全的」的信號。當然，最好還是做好研究，遵循專家針對該地區野生動物提醒的指南。

我強烈建議在與野生動物連結時，將意識擴展到動物的能量場（請參見第268頁）。你可以先嘗試連結蜘蛛。蜘蛛是很有靈通直覺力的生物，如果你向牠們傳送「請離開我家」的意念，牠們大概都會離開而不太會跟你爭辯。

如果你是在規模較大的國家公園，找園區內的動物進行此練習，你會發現野生動物可能比你所想的還要容易感知到你的訊息。我去黃石公園的時候，通常都會上七請造物主向我展示特定的動物。

二元論和戲劇化人生

第三界的二元論和戲劇化的人生劇本，很容易讓人著迷，尤其是涉及到外星人、不明飛行物（UFO）、玄學和陰謀論等話題更是如此。我們很難總結出明確的答案，但無庸置疑，宇宙中確實存在著某些科技發展超越我們數千年的外星人。我們還有許多不足要努力，才能與其中一些種族齊肩而行。

有趣的是，地球上的科技發展曾經非常緩慢。例如，鐵器時代始於西元前一千二百年左右，但直到十六世紀的高爐問世後，才完全發揮鐵器的潛力。人類花了二千多年的時間，才找到製造鑄鐵和鋼鐵的可靠方法。但在第二次世界大戰之後，我們的發展速度又超越了歷史上的任何時期。爲什麼會這樣？我們是否獲得了以前從未得知的資訊？我不喜歡鑽牛角尖，但我確實經歷過一些非常奇怪的經歷……

一九九六年和一九九七年，愛達荷州瀑布城發生了一些奇怪的事情，遠超過我以往的任何經歷。我首先注意到，有通靈體質的女性來找我解讀時，都會提及奇特的外星人現象。我幫這些女性療癒，她們通常會得到改善。消息傳開後不久，就有很多人來到我的工作室，抱怨身體裡有外星植入物，或被外星人造訪。由於我對這種事情沒有恐懼，我只是移除了這些植入物，並將它們送往上帝之光。某些個案還成爲了我長久的朋友。

然後，我開始注意到這些奇怪事件的模式：很多個案都在愛達荷瀑布城外的愛達荷國家工程實驗室工作。

有一個自稱在NASA工作的男人，身體裡看起來有七個外來物體。這是我見過最多外來物體的個案。我問自己：「這些眞的是外星人植入物，還是他用自己的思想創造出來的？他是否如此相信這些植入物的存在，以至於相信到創造出植入物？」

撇開我的信念和疑慮，我專注於對客戶有益的事情。我上七請上帝除去這些植入物，並看著它們按順序被移除：首先是頸部，然後是脊柱，接下來是腳踝。這個人感謝我之後就離開了。

後來，開始有不少懷孕五個月的女性個案來找我。母親和胎兒的健康狀況都很好，但幾個星期後，這些女性會極爲不安地回來：因爲嬰兒竟然消失了。她們告訴我她們並沒有流產，而且我知道她們的身體沒有吸收胎兒，因爲已經處於進階孕期。每個女性都曾做過超音波檢查，證明這不是假懷孕。嬰兒眞的就這麼在一夜之間消失了。

當我問造物主發生什麼事時，我看到了最奇怪的景象：來自未來的某人帶走了這些嬰兒。他們是安全的，但他們被帶往一個人類種族變得不孕的未來時期。我看到在某種程度上，這些女性的未來自己與此時的自己（以未來視角來看，是「過去的自己」）達成了協議。我不知道這是如何發生的，但我能感覺到嬰兒們都安好，這些女性很快會再次懷孕。

我會把這些經歷歸類為「無法解釋的事件」。我知道核電廠進行了一些祕密實驗，也許這就是我們這區的某些人會有UFO經歷的原因。

我問造物主：「為什麼人們會看到UFO並聲稱被綁架？外星人是否隱身於我們之間？」

我得到的信息如下：

首先，地球上的每一粒沙都記憶著這裡發生的一切。所有的事件都記錄在地球本身。我們的身體是由跟地球相同的本質組成。我們的骨骼是由元素週期表中的礦物質組成。這也使得人體成為一種記憶留存器。

其次，造物主向我顯現，在遙遠的過去，某個來自星際的先進種族在這個星球上播種人類。我們都是星際種子，我們體內的DNA星種與宇宙中的許多行星有著聯繫。而地球本身就已經有過許多文明。

第三，造物主向我顯現，在照耀地球的光中存有許多記憶。這表示整個宇宙都記憶著宇宙裡發生的一切。而這些記憶可能就是為什麼直覺力良好的人，有時會有來自其他行星的感覺。

然後，我看到揚升大師們返回這個星球，帶著他們在宇宙他處和其他行星的經歷，投生為人類肉身。

造物主還向我顯現，人們透過思想意念與其他行星的外星人聯繫。造物主告訴我，宇宙中還有許多有生命存在的世界。

我第一次去英國時，我和蓋伊一邊走過格拉斯頓伯里，我剛好注視著對街的一個生物，而且我確信牠是灰人。

我也很肯定一件事：並不是告訴我曾有「外星人經歷」的所有人，都眞的有被綁架過，甚至與外星人接觸過。有些人會用外星人經歷來掩蓋被性侵的記憶。但也有某些外星人經歷確實完全無法解釋，而且發生在政府單位高薪的理性科學家身上。

關於蜥蜴人和灰人有很多理論，外星人透過摺疊時間連續體來進行太空旅行的說法也不少。我則是保有古埃及某個時期的記憶，那時人們可以從摺疊時間的門進出，我就是能做到這件事的其中一人。我們從大角星來，肩負著教授療癒、農耕和其他實務的使命。我不確定這段記憶從何而來，也不是很重要。對我來說，重要的是我把療癒知識帶入了這一世。

有些事情難以解釋，但重點在於，別讓這些奇怪事件帶來的恐懼讓我們手足無措，而阻止我們進入神聖時機。重要的是記住純粹思想意念和愛的能量。

7 第二界

第二界的分子結構含有碳分子，也就是有機物質，包括植物、樹木和元素精靈（elementals）。我們可以透過第二界的教導，來學會與它們和諧共處，進而學習運用光能量進行療癒的方法。

本章專門講解植物和樹木的神祕直覺世界，以及它們與第三界的我們之間具有什麼樣的關係。並且會深入探討與植物界溝通的方法，還會針對常被誤解爲仙子的「元素精靈」進行解釋。雖然許多內容已經在我先前的一些書籍出現過，但是當我開始寫這本書時，又有很多新的訊息不斷湧現。有關樹木、植物和動物的訊息如此之多，所以我決定單獨爲植物生命的奧祕創建獨立課程。

與第二界的共生關係

數千年來，樹木、植物和人類已發展出一種相互依賴的關係。植物利用人類進行繁殖和播種，相對來說，它們也對人類的生存和文明社會的基礎至關重要。

這種共生關係不僅僅存在於植物和人類之間。植物與昆蟲之間的關係，無疑比我們與植物的和樂關係更古老。蜜蜂是植物的朋友，不過蚱蜢和蝗蟲就不見得了。因此，植物發展出可以驅除敵對昆蟲的防禦機制，並散發香氣以吸引友好的昆蟲來幫忙授粉。這些策略可能是科學家所說的進化過程，但我們可以透過選擇的方式來加快這個進程。

考古學家認為，我們現在稱之為小麥和大麥的穀物，是在過去約一萬年左右的時間，於中東「新月沃土」地區發展起來的作物。它們曾經是生長在野外、結構簡單的草類植物，因為優於其他植物的可食用性，而被人類選出來種植。篩選培育的過程無疑需要很長的時間，但現在這些植物已經成為我們平常所吃麵包的主要原料來源。其他穀類雜糧和蔬菜，一樣在數千年的時間裡經歷了緩慢的基因變異，至少在近年之前是這樣。

藤蔓類、灌木類和樹木類的植物，在最初的野生狀態下只能結出微不足道的小果實，在經過篩選培育的演化而大量繁殖後，最後形成了我們現今所熟知的葡萄、蘋果、梨、櫻桃、香蕉和李子。

人類在學習如何耕作和輪耕作物方面，可說是相當困難且漫長的試誤過程，而且大概需要橫跨很多世代才學得會。但一旦掌握了這個簡單的程序，就等於為我們提供了效果優於任何方式的生存工具：也就是可再生的可靠食物來源。這是我們現在所知的文明曙光。

隨著農業的傳播，我們開始改變地貌以適應我們的生存需求。小麥、燕麥和大麥這三種簡單的植物，使我們得以改變世界的面貌。曾經覆蓋土地的龐大森林，如今變成了農田和城市。南美等地至今仍在繼續這個過程。

我們現在攝取的多數食物，都與我們擁有悠久的共生歷史。問題是，是誰在利用誰？這些植物是否將我們當作植物宏大生態生存計畫的一部分，還是我們才是主宰植物的人？

時間將向我們證明，在人口增長和基因改造的未來二十年內，作為生存工具而相對年輕的農業技術，會達到多麼有效的程度。

開悟存有

我曾經請求造物主，將我介紹給地球上開悟程度最高的存有之一。令我驚訝的是，我被帶到一棵樹的面前。我觀察著它的生命過程：它在光合作用過程裡，利用土壤中的水分和礦物質以及來自陽光的光線，將受到祝福的陽光轉化為純粹的能量。因此我意識到，樹木和植物是上帝創造物中最進化的存有之一，彷彿藉由神聖的舞姿帶動第二界和第三界之間的連結。

樹木和植物徹底轉化這股神聖的生命力，來讓動物加以運用。它們透過根部從地球母親吸收養分，即使在死後，它們仍然會讓自己化為養分回歸大地。它們遵循大自然的神聖循環，只為生存而競爭，不為毀滅而競爭。它們只消耗陽光和空氣、利用土壤維持自身生命，同時為其他生物提供養分和遮蔽處。

樹木或植物內部那道代表生命力的光，對人體至關重要。透過運用這道光，我們才能與每一界保持連結。地球上的大多數生物，都需要陽光才能存活。「光」可說是生命的本質。地球上的萬物都是以光帶出的火能量爲基礎。

光合作用是植物利用光的典型例子。這個過程能讓植物吸收陽光中的能量，再轉化爲葡萄糖並儲存起來，以供植物日後使用。

θ

見證植物或樹木的光合作用

1. 上升到第七界（參見第41、42至43頁），發出指令：「一切萬有造物主，我下指令（或請求）見證這棵植物或樹木的光合作用。請向我顯現。謝謝，完成了，完成了，完成了。」
2. 像夏日微風吹起的羽毛一樣，輕柔地接近植物或樹木。想像植物或樹木將光轉化為糖分的過程。
3. 用第七界的能量洗滌自己，並與第七界保持連結。

在光合作用的過程中，植物吸收光來產生能量。但我相信它們也以相反的方式利用光。我認爲它們可以用某種微妙的方式發光而相互溝通。

植物之間的溝通

輕柔以對

有一天，我聽著我多年前爲早期手冊所錄的某些錄音帶。錄音帶裡的資訊美好又有趣。然而，眞正讓我著迷的是，我當時的振動本質與現在大不相同。多年來，我向世界傳達我本質的方式已經發生變化，我的振動也有所改變。現在，我的本質更加柔和，與周圍環境更加協調。而我以靈通力與世界溝通的方式也發生了變化。在進行人體掃描時，我會非常溫柔地進入對方能量場。

這點很重要，以免免疫系統認爲你是一個外來入侵者。而在見證療癒過程中，保持溫柔也很重要。

我探索能量療癒的過程中，有很多方法都是透過靈通力來感受樹木和植物所學到的。我發現，當我用意識進入它們的構造時，我必須非常溫和。

θ

掃描植物

這個練習旨在向你介紹第二界，讓你了解植物有多麼敏感、教導你如何進出它們的能量場，並讓你練習掃描的能力。此練習將提升你的技巧和洞察力。

掃描一棵植物或樹木的方法，就是先介紹自己、再進入植物內部，並停留五秒鐘以下的時間，然後離開它的能量場。這樣植物就能擁有你思想型態的完整特徵，而你也會感受到植物的思想特徵。這是你們之間交流的開始。

整個過程都要記得溫柔：植物和樹木非常敏感，如果你硬要將思想過度強加在植物上，它可能會真的死亡。

所需的美德：慈悲、創造力、寬恕、溫柔、安全和理解力／諒解。

1. 上升到第七界（參見第41、42至43頁），發出指令：「一切萬有造物主，我下指令（或請求）掃描這棵植物。請向我顯現我需要看到的東西。謝謝，完成了，完成了，完成了。」
2. 就像夏日微風吹拂的羽毛一樣，輕柔地靠近植物。現在想像自己溫和地進入植物，快速地看一眼，然後離開它的能量場。請記住，如果你進入植物能量場的力道過大，可能會對植物造成傷害。
3. 用第七界的能量洗滌自己，並與第七界保持連結。

與植物和樹木交談

當我掃描植物和樹木並開始獲取信息時，我意識到，我對它們的了解還有很多不足的地方。起初，我不知道如何與它們交談。而植物可透過以下多種方式進行交流：

- **透過光**。樹木和植物最重要的交流方式，就是利用光互相交談。
- **透過根部與土壤**。植物和樹木的根部會利用土壤中的礦物質爲媒介，來發送微妙的振動訊息，藉此進行交流。有些更進化的樹木，彼此之間的根部會相連而直接進行交流。
- **透過化學物質**。植物或樹木會釋放此類化學訊息，目的在於傳遞給附近的其他植物，以及驅趕或吸引昆蟲。

上述植物交流方式，都是我們可以訓練自己去理解的語言。我們可以將它們轉化爲音律或圖像，然後再轉化爲文字。

爲什麼我們要學習與植物交談？第二界的本質架構基本上是二元論。透過了解植物的二元觀，我們能理解到每種有毒植物，都會有對應的解毒植物。這就是我們與植物交談的原因。在宏觀的萬物運行中，所有植物都有偉大的使命。

如果要有禮地稱呼某棵樹或植物，請詢問它的名字和音律。大自然萬物都有自己獨特的問候方式，而每一棵植物都有自己的神聖名字。

許多人因為思緒忙碌繁雜，腦中聲音吵到聽不見植物和樹木的訊息。再次強調，「保持溫柔」才是與它們建立連結的方式。

θ

學習植物和樹木的語言

1. 上升到第七界（參見第41、42至43頁），發出指令：「一切萬有造物主，我下指令（或請求）讓我學習這棵植物或樹木的語言。請幫我下載其語言的感覺和知識並向我顯現。謝謝，完成了，完成了，完成了。」
2. 見證此植物或樹木語言的感覺和知識，進入你能量場的各個層面。
3. 用第七界的能量洗滌自己，並與第七界保持連結。

當你精通與植物交談的技巧後，每一棵植物都可以告訴你它有益還是有毒。

在樹木允許你和它交談之前，它會試圖了解你的動機、先試探你想做什麼，而這種現象很常見。例如，有一次我去了紅杉國家公園（Sequoia National Park）和那裡的巨樹交談。我發現紅杉樹會毫不保留地和我交談，但當我進入一棵紅杉樹的能量場時，它對待我就像對待一隻螞蟻，問道：「你想要做什麼？」

我告訴它：「我是人類，我想和你交談。」

它回答：「我不這麼認爲。」

我再次嘗試：「不是你想的那樣，我眞的想和你交談。」

在嘗試和六棵樹交談之後，我終於找到了一棵願意和我說話的樹。他告訴我他在森林裡的漫長歲月。這讓我領悟到，每棵樹都有自己的個性。

我與樹木相遇的另一個經驗，就是去我舊家後面的森林，聆聽那裡的木棉樹。我發現每棵木棉樹都會以友好的方式和我交談。

θ

與植物或樹木交流

1. 上升到第七界（參見第41、42至43頁），發出指令：「一切萬有造物主，我下指令（或請求）能夠與這棵植物或樹木進行交流。請向我顯現。謝謝，完成了，完成了，完成了。」
2. 像夏日微風吹拂的羽毛一樣，輕柔地靠近植物或樹木。現在，想像自己溫柔地進入植物或樹木的能量場，並詢問它的神聖名字。
3. 給予植物溫柔的愛的感覺，並在與它交流時默念它的名字。告訴它你的神聖名字，它就能自在地和你相處。
4. 用第七界的能量洗滌自己，並與第七界保持連結。

當我研究植物和樹木時，我發現它們之間的溝通程度令人驚嘆。正在受到攻擊的某棵樹，能夠向周圍的其他樹木發出警告。如果攻擊來自昆蟲或真菌，其他樹木就有時間形成化學物質來對付它們。如果樹木或植物是健康的狀態，就能夠抵抗昆蟲、真菌、細菌和病毒的侵害。

植物和樹木具備獨有的思維過程和靈魂能量。它們能以我們無法感知的方式感知光信號。

動物和人類會發出光信號，卻從來沒有意識到植物和樹木也會密切注意這些光信號。我們走過它們身旁時，它們都知道。

樹木是高度進化的有機體。某些樹群實際上是一個巨大的有機體。「潘多」（Pando）就是很好的例子，此植物也有「顫動巨人」的別稱。這是猶他州一個相互連結的大規模顫楊樹林。這樣一個無性繁殖複製的廣大生物群落，佔地一百〇六英畝（約四十三公頃），擁有約四萬七千個莖幹，它們不斷死亡並由根系更新。根系是最古老的已知有機體之一，估計有八萬年的歷史，而顫楊樹群落即透過根系進行溝通。

某些樹木透過根系進行溝通，但其他根系較淺的樹木則使用不同的溝通形式。例如，黃石公園的扭葉松透過光線互相溝通，透過空氣來傳送化學訊息。雖然針葉樹也以根系進行溝通，但它們的溝通成效不如其他物種。

許多植物和樹木物種具有高度智慧，能夠感知我們思想的本質。思想的傳遞速度比光速還要快，而我們的思維非常喧囂。樹木實際上必須保護自己免受我們喧囂思想的干擾，才能保持平衡的靜心狀態。我們走在森林時，樹木察覺得到我們的存在，能夠感知得出來我們是朋友還是敵人。

如果植物和樹木感覺到周遭出現掠食者，它們就會改變自己的化學結構。花園中不同物種的植物，會以這種方式相互警告。當發出危險訊息時，它們會像一個整體一樣行動。

會結出果實的樹木和植物，都期望果實被吃掉，因爲這是它們的繁殖方式。這就是爲什麼我們的水果和蔬菜中有種子。但是，當土裡的根莖類作物被拔出食用時，植物其實會感到痛苦。這也是採收時，祝福植物如此重要的原因，這樣它的靈性本質就能迅速回到造物主的白光，來達到某種精神共生狀態的重要循環。

如今，我們用非常嚴格的眼光，看待自己認爲有價值的植物和樹木。在過去，其他樹木和植物是我們的選擇。從靈通感知的角度來看，植物先互相交流來判斷我們是否構成威脅，再決定要對我們的存在產生何種負面與正面反應，也是一種奇特的現象。

草類植物

草類植物的溝通方式不像樹木那樣複雜，但它們確實能感知到動物在吃自己，並利用淺根系將這樣的訊息傳遞給其他草類植物。它們還可以改變自己的美味程度，讓掠食者食不下嚥，來保護其他草類同胞。

即使被吃掉，大多數草類植物都能迅速再生，因爲頂端被動物啃食後，會促使它們的根系在地下擴展。它們還學會了與動物建立共生關係。草類植物知道動物會散播它們的種子和花粉，從而增加其存活的機會。因此，當它們長滿草籽，就會向動物發出「來吃我！」的訊號，以便種子散播出去。一旦完整種子跟著動物排泄物排放出去，排泄物就會成爲草籽新生的肥料。這種共生關係可能已經持續了數百萬年。

θ

見證植物和樹木彼此溝通

1. 上升到第七界（參見第41、42至43頁），發出指令：「一切萬有造物主，我下指令（或請求）目睹這棵植物或樹木透過根系、化學傳訊物質或光線，與其他植物或樹木溝通。請向我顯現，謝謝，完成了，完成了，完成了。」
2. 像夏日微風吹拂的羽毛一樣，輕柔地接近植物或樹木。
3. 見證此植物／樹木與其他植物或樹木溝通。
4. 用第七界的能量洗滌自己，並與第七界保持連結。

父樹和母樹

對於每一群樹林來說，裡面都有一棵父樹和一棵母樹。母樹通常比其他樹木大得多。她會評估樹群正在談論的八卦，來明辨訊息的含義。她會向其他樹木發送鼓勵的訊息，告訴各種樹木要分泌哪些化學物質，才能抵禦昆蟲、眞菌、細菌和病毒的攻擊。她還會安慰和建議她管轄範圍裡的所有樹木。

父樹有很強的保護能量。他也會從其他樹木和植物（非相同物種）那裡收集各種訊息，包括土壤和天氣變化的訊息，以造福自己的樹群。他還會汲取周圍土地的知識，學習如何應對該地區的各種威脅。

即使有數百人和動物在山中，樹群也都知道每個生物個體的位置，父樹和母樹還會評估每個人的行爲。

如果父樹或母樹被殺死，樹群會指派另一棵樹來取代它的位置。如果父樹或母樹的一部分受損，就會成爲所謂的祖父／祖母樹，並選出更強大的樹木來領導樹群，同時將古老的知識轉移給新領袖。同樣地，當父樹或母樹太年邁而無法繼續擔任這個職位，它同樣會將知識轉移給一棵年輕的樹，由該樹擔任樹群的領導者。

我們政府林務部門的問題是隨意砍伐樹木，殺死了曾經引領其他樹木的老樹。這會對整個物種造成問題，讓樹林變得脆弱且更容易受到疾病和掠食者的侵害。被砍伐的老樹何其多，寶貴的知識就這樣逐漸流失。所以，人類應該停止過度砍伐老樹。

θ

與父樹和母樹相見

在這個練習中，最好先針對你想見面的樹木物種來學會它們的語言，然後介紹自己，讓父樹和母樹掃描你。然後，你可以與它們交談。樹木的智慧博大精深，可以給你好的建議。它們可能也需要你的幫助。

1. 上升到第七界（參見第41、42至43頁），發出指令：「一切萬有造物主，我下指令（或請求）看到（地區）的父樹和母樹。請向我顯現我需要看到的樹。謝謝，完成了，完成了，完成了。」
2. 像夏日微風吹拂的羽毛一樣，輕柔地接近樹木，用你的神聖名字介紹自己。
3. 允許它們用它們的神聖名字介紹自己。
4. 現在想像輕柔地進入父樹或母樹，快速查看一下就離開它的能量場。如果你進入時的力道太大，此父樹／母樹會拒絕你而不想與你交談。
5. 用第七界的能量洗滌自己，並與第七界保持連結。

植物療癒

植物和振動

植物和樹木的結構使它們能夠吸收光線、水分和土壤中的養分與礦物質。上述物質對它們都有益處，那麼如果是吸收了對它們不利的物質，該怎麼辦呢？

植物也會吸收空氣、水和土壤中的污染物，它們吸收馬錢子鹼、汞、鉛和其他有害化學物質後仍可以繼續生長。但是當它們本身或所結的果實被採收和食用時，這些化學物質就會直接進入我們身體的系統。這就是爲什麼將蔬菜榨汁非常重要，因爲許多此類化學物質會附著在殘渣而不會留在汁液。胡蘿蔔、甜菜根和芹菜都是不錯的榨汁選擇。

另一個植物吸收負面物質能力的典型例子，就是使用除草劑殺死植物。除草劑的設計會產生系統化的破壞，也就是整株植物都會吸收其中的化學物質，連根部也無法倖免。但還是一樣，最終這些重金屬還是會透過其他途徑再次進入我們自己的系統中。

此外，植物和樹木還會吸收各種電磁能量和輻射。如今，我們透過空氣發送無線電波並使用手機進行通訊。手機會發出射頻波（ＲＦ），這是一種非游離輻射。在科學家進行的多數手機相關研究中，並沒有確鑿的證據顯示此類輻射波會對健康造成風險。然而，有一項研究發現，使用手機五十分鐘時，身體消耗的葡萄糖量會比正常情況下還多。我覺得這可能是無線電射頻對植物產生不良影響的原因之一，因為它們利用葡萄糖來生存。

我們建立了使用能源的手機信號基地台，卻未意識到這些射頻會損害植物和樹木。我認為植物和樹木對這些能量非常敏感而變得虛弱，因此容易有感染和寄生蟲病的問題。這是因為這些能量擾亂了它們透過光線進行溝通的能力。

認為他人思想對我們身心靈沒有影響的人，應該考慮一下我們接觸的所有電波、無線電波、微波和其他形式的輻射，對我們本身和周圍世界的影響。當你將大腦當作發電機來看，百萬人的集體思想肯定會產生影響。由於很難測量數百萬人發出的電能，因此科學界從未進行過這方面的研究。但這不表示這種電能不存在、或沒有某種影響力。如果絕大多數的集體思想都是負面的，它們又會對高度敏感的植物和樹木產生什麼樣的影響呢？

這就是我們應該向植物和樹木發送正能量的原因。它們非常聰慧，只要有充足的時間和支持，最終能夠適應新的無線電波。

我們還應該意識到，如果這些輻射波對植物有影響，也一定會影響我們。明智的做法應該是讓手機輻射遠離我們的住宅。當然，我們仍然會想使用手機，因此下指令並見證我們手機發出的所有多餘輻射都被送離，也是一個很好的計畫。我們可以上七來下指令，讓我們不受輻射的影響，同時有常識地將手機拿到遠離我們睡覺的地方，並下指令將多餘的輻射送到造物主的白光。我們還可以為自己的植物、花園和樹木進行這樣的操作。因為我們是第五界的一部分，所以我們擁有難以置信的力量，可以透過門戶通道來將多餘的輻射發送回去，再轉化爲純粹能量的用途。

下指令來幫植物下載「如何適應射頻波」也是一個好方法。如果植物能有良好的土壤環境、吸收充足的陽光和適當的養分，並且學會如何適應無線電波，就會變得健康而強壯，並能夠抵禦任何攻擊。

θ

向植物或樹木展示如何適應無線電波

1. 上升到第七界（參見第41、42至43頁），發出指令：「一切萬有造物主，我下指令（或請求）讓這棵植物（或樹木）學會如何適應人為無線電射頻，請向這棵植物顯現方法。謝謝，完成了，完成了，完成了。」
2. 像夏日微風吹拂的羽毛一樣，輕柔地接近植物或樹木，見證它的振動適應無線電射頻。
3. 完成後，用第七界的能量洗滌自己，並與第七界保持連結。

療癒一棵植物

如果一棵植物生病了，我們可以借助它的神聖名字和無條件的愛來療癒它。使用神聖名字能有助於治療，因爲它等於給我們指引療癒方向的基準點。

見證療癒植物的過程

1. 上升到第七界（參見第41、42至43頁），發出指令：「一切萬有造物主，我下指令（或請求）療癒這棵植物（或樹木）（給出名字）。謝謝，完成了，完成了，完成了。」
2. 像夏日微風吹拂的羽毛一樣，輕柔地進入植物或樹木的能量場，見證造物主療癒它。
3. 完成後，用第七界的能量洗滌自己，並與第七界保持連結。

θ

見證無條件的愛環繞植物或樹木周圍

1. 上升到第七界（參見第41、42至43頁），發出指令：「一切萬有造物主，我下指令（或請求），請以無條件的愛環繞這棵植物（或樹木）。謝謝，完成了，完成了，完成了，完成了。」
2. 像夏日微風吹拂的羽毛一樣，輕柔地接近植物或樹木。見證造物之愛環繞著它。
3. 用第七界的能量洗滌自己，並保持與它的連結。

來自植物的療癒

「人們把病人放在靠近橡樹樹幹的樹枝下，希望得到神的幫助。在橡樹的粗枝下，妻子們手拉手圍著橡樹，希望能生出漂亮的孩子。新生兒躺在枝葉繁茂的樹枝間，然後被其他孩子發現抱進搖籃裡。母親們會帶著幼兒穿過幼苗或小樹的裂口，期許孩子健康長大。更令人驚奇的是，具有治癒力量的橡樹，等同全國依賴的藥物。新土地有時會受到一種名為「維爾」（val）（意思是「塌陷」）疾病的侵襲。當土地罹患維爾病，大地就會下陷。然後人民、房屋、教堂、穀倉和牲畜都會淹沒在洪水之中，永遠消失。」

——摘自威廉・艾略特・格里菲斯（William Elliot Griffis）所著的《荷蘭童話故事》（*Dutch Fairy Tales for Young Folks*）

你有沒有想過，爲什麼工業化國家開始興起將大自然帶回城市的運動？當然，這其中明顯有空氣淨化的好處。植物和樹木每天都以釋放氧氣的方式來療癒我們，但它們也透過自己發出的振動來療癒我們。只要我們花點時間去留意，風吹著樹葉發出的聲音、樹木提供的綠蔭和它們給予的愛，都是無可限量的禮物。

θ

接受來自植物的療癒

1. 上升到第七界（參見第41、42至43頁），發出指令：「一切萬有造物主，我下指令（或請求），我接受這棵植物或樹木的療癒。謝謝，完成了，完成了，完成了。」

θ

2. 像夏日微風吹拂的羽毛，輕柔地進入植物或樹木的能量場，見證它透過造物主的力量療癒你。
3. 等到過程結束後，用第七界的能量洗滌自己，並將這種能量保留在自己體內。

療癒土壤並準備花園

每個人都應該擁有一個花園，這樣就能確保食物的來源。我們的最終目標在於使用蘊含萬有本質的純淨食物，透過神聖能量創造所需營養，與此同時，多吃有機食物會比較好。「有機」這個名稱不僅代表生產者盡力產出純淨產品的做法，也表示附近田地的農藥，沒有汙染到種植此有機作物的土壤。

在建立花園的過程中，準備良好的土壤至關重要。現代農業實務已經耗盡土壤中的許多天然養分，施肥程序也只爲植物提供三種營養物質。以前的植物其實吸收的養分更多樣化。我們還應該關注的是，所有行駛和飛越經過我們農作物的汽車和飛機，燃料殘留物都會滲入植物和土壤。正如我們討論的，植物天生就有吸收光線、水和肥料的功能，因此它們同樣容易吸收各種化學物質。

清理土壤的唯一方法，就是使用與清理人體相同的程序：供給適當的維生素和礦物質以排出毒素。而使用肥料、讓土壤中的礦物質達到平衡狀態，通常可以實現此目的。重點在於將土壤視爲你正在療癒的生命體。

你可以將離子膠體礦物質（微量礦物質）放入土壤中。市面上有販售以植物來源製造的此類礦物質補充劑，並可用於花園以及能產出食物的任何植物或樹木。天然無糖的原味優格，能夠爲土壤提供所需的細菌並增加良好的腐植土。另外一種必備物品就是天然肥料。如果找得到的話，木灰是用來混調肥料的優質添加物。在生長季節結束時使用混調肥料的效果最佳。土壤與混調肥料經過冬季的靜置，即可達到準備就緒的狀態，讓你在春季開始種植植物。

在這種花園中生長的植物會很強壯，而且能夠抵抗額外的無線電波，以及多數的其他掠食者。

在任何花園裡，最好避免使用農藥形式的化學毒藥。如果你眞的使用這些物質，請確保在食用植物之前，確實洗去殘留物。

植物會彼此競爭生長空間，但即使你拔除花園中的雜草，也應該確保它們的能量有進入造物主的白光。讓植物沉浸在被愛包圍的感覺，將有助於它們更加茁壯。你也可以用這種方式對待土壤。

θ

見證無條件的愛被送到有生命的土壤中

1. 上升到第七界（參見第41、42至43頁），發出指令：「一切萬有造物主，我下指令（或請求）將無條件的愛傳送到這片土壤中，以滋養這些植物和樹木。謝謝，完成了，完成了，完成了。」
2. 見證創造之愛被注入土壤中，見證土壤復甦並活躍起來。
3. 用第七界的能量洗滌自己，並與第七界保持連結。

時常祝福你的花園，以積極正面又充滿興奮和愛心的方式來照料它，而不是覺得辛苦。我們的正負思想都會影響植物的生長。雖然有很多種肥料可以用於花園，但如果沒有蘊含基本的礦物質和帶著愛的思想，植物就無法從你那裡接收到相同的光本質。因此你採收植物時，植物帶有的光能量本質，也不會是以最高的狀態被你吃下肚。

收成植物

愛、喜悅、幸福和尊重，是眞正理解植物和樹木的關鍵。在收成植物時，請與造物主保持連結，回到植物還是種子的時候，將愛和祝福注入其中，並觀察它成長爲現在的狀態，這樣能使植物更具營養價值。

收成植物或樹木

1. 上升到第七界（參見第41、42至43頁），發出指令：「一切萬有造物主，我請求這棵植物允許我來收成它。謝謝，完成了，完成了，完成了。」
2. 像夏日微風吹拂的羽毛一樣，輕柔地接近植物或樹木。以它們的語言與它們交流。見證它回到種子時的模樣，並在觀察它成長為現在的狀態時，將愛和祝福注入其中。
3. 用第七界的能量洗滌自己，並與第七界保持連結。

食物的能量

我們攝取的食物是由第一界的礦物質、第二界的植物生命和第三界的蛋白質結合而成。這種各界的結合方式，成爲了生命的支柱，是一種不可思議的能量融合，爲身體提供營養。這就是爲什麼我們需要攝取富含生命力的食物，例如新鮮水果、蔬菜和全穀物，同時不放棄一樣重要的蛋白質。想想看，DNA是由蛋白質組成，那麼我們需要什麼來修復DNA呢？當然是蛋白質！

有些植物含有非常豐富的蛋白質。小麥、酪梨和大豆就是其中之一，但我認爲我們需要謹慎攝取大豆，因爲很多大豆都經過基因改造而可能引發癌症。最好選擇非基因改造的大豆。如果你有使用大豆，請記得給予祝福。因爲萬物皆有意識，我們在攝取食物時，同時會吸收食物的意識本質，所以我們需要祝福我們吃的所有食物。而經過基因改造的食物，特別是玉米，具有可能不利於我們的意識。如果對食物的意識本質有疑問，請上七回溯到它剛開始種植的原始狀態並給予祝福。

如果你從商店購買草本植物、維生素或食物，請詢問造物主，它們對你而言是否最有益。你可以一邊拿著產品、一邊上七連結造物主，只要問問它是否能產生正確的效力。一旦成分物質經過上七詢問的確認，那麼使用前應該給予祝福，以確保成分物質發揮最大的效力、功用和最佳品質。

即使你只有一個窗台花盆空間，也應該考慮種植草本植物。它們不僅能爲身體提供營養，也能爲靈魂提供營養，因爲草本植物能吸收負能量並將其轉化爲正能量。

以象徵意義來說，維生素能給我們被愛的感覺。如果食物中缺少維生素或者身體無法吸收它們，身體就會產生缺乏愛的感覺。酵母和細菌同樣歸類在第二界，並且與人體自然共生，它們沒有好壞之分。然而，保持身體中的酵母細菌平衡是很重要的事。要與第二界和諧相處，身體就必須保持平衡狀態。

雖然我認為我們有可能透過靈通力，來自行創造出食物所含的部分維生素和礦物質，但請同時意識到一個重點，食物其實帶給我們許多乍看不明顯的益處。進食和消化的過程，能讓我們的潛意識瞭解前三個存有界，同時對其他存有界產生一絲理解。重要的是，要有意識地覺察食物要告訴我們的故事。

食物中蘊藏著不可思議的心靈訊息。透過食物，我們可以與周圍的能量連接，並與前三界裡曾存在的所有萬物不斷交流。一旦我們敞開接納這種可能性，即使是一塊簡單的麵包，也會蘊含著幾近無窮的訊息。

我們可以透過與造物主連結來獲取食物中的信息，然後進入食物 DNA，詢問食物正在教導我們什麼，以及食物讓我們的意識層面產生何種理解。從 DNA 的角度來理解食物訊息的這個簡單做法，可以告訴我們很多事情，比如了解我們嘴饞想吃特定食物的原因。我們不會對不需要的東西產生嘴饞的念頭。所以，如果你嘴饞想吃的食物含大量糖分或防腐劑，表示你可能缺乏這些食物中的某種成分。

隨著對食物更深入的了解，我們將改變我們的飲食方式。如果理解此概念的人夠多，我們就會改變整個農業結構。

素食者

越來越多人開始茹素，其中一個原因在於「食用有知覺的生命」的疑慮。這個理念雖然無妨，但是植物也有知覺。當你把胡蘿蔔咬成兩半時，它不會覺得高興。重點在於明白，動物經歷的一切都會被記錄在牠們身上。動物的某些記憶、感受和情緒會轉移到食用的人身上，胡蘿蔔也是一樣。

這就是為什麼最好祝福你吃的任何蔬菜或動物蛋白質，並見證植物或動物的靈魂被送入造物主的白光。我們應該感謝我們吃的每一樣東西，沒有它們的犧牲，我們就無法裹腹。

作為藥物的植物

更高層次的食物：草藥

自人類誕生以來，我們就以不同的方式利用植物。草藥是最早出現人類歷史的藥物，至今仍有百分之四十的藥物，是由植物化合物製成。

草藥具有「更高層次的食物」別稱。它們存在的目的，就是將自己奉獻於醫療用途。雖然我們可以經由研究來了解草藥，但如果你會從大自然採集野生植物，來製作符合你所使用療法的藥物，你就可以試著學會與植物本身溝通，從而得知它是敵是友。你可以透過觸摸植物、與植物溝通的方式，來訓練自己辨別植物是否有益。有很多圖鑑可以幫助你正確辨識植物，經過實際練習，你就能夠辨別出哪些植物能夠療癒身體。

使用植物來施作療癒時，無論是自家種植還是從大自然中採集，我們都應該以尊重的態度採集它們。透過上七連結一切萬有造物主，即可用植物的語言來和它們交談、表達你的需求並徵求它們的採摘許可。它們就會回應你，並指引你採摘最適合你需求的植物。

每種疾病都有相對應的有機植物搭配方式來協助療癒。但以這種方式運用第二界能量的療癒師，需要對草藥療法、草藥與其他藥物的相互作用有深入的了解。缺乏這方面的知識，可能會對客戶造成風險。而運用第二界來施作療癒，會需要投入時間與毅力來看到成效。

草藥療法不應該長期使用。請注意，它們對人體產生的是整體性的療癒效果。

「送對方光」

我們像植物一樣需要陽光，以獲得維生素 D。當我們攝取植物時，從某種程度上來看，我們也在攝取轉化後的光。

我認為擁有最高形式光養分的植物，是藍綠藻、小球藻和螺旋藻。這些藻類可以使整個身體恢復活力。每當你收到「送對方光」的訊息時，意思是告訴你，可以提醒個案使用這些植物。

藍綠藻

藍綠藻含有生物活性酶、醣蛋白、脂質、礦物質、簡單碳水化合物和維生素。藻類是高效的光合作用生物，據說藍綠藻具有許多健康益處。它們具有抗氧化和提振精神的作用，可以用於解毒、幫助平衡嘴饞念頭、改善記性和注意力、增加專注力，並幫身體排出毒素。

小球藻

小球藻是一種優良的葉綠素、碳水化合物、維生素C、維生素E和蛋白質來源。可用於治療哮喘、牙齦出血、燒燙傷和感染；亦可做為幫助身體排除汞毒素的最佳方式之一（必須從小劑量開始，慢慢增加）。

螺旋藻

螺旋藻是一種氨基酸、葉綠素、鐵質和蛋白質的濃縮來源，可用於增強免疫系統，驅除疾病和毒素。

清除體內的有害輻射

大多數人認爲所有輻射都是有害的。但輻射只是以波的形式發出的能量，包括「光」在內。我們需要輻射才能存活。然而，在我們的工業社會中，我們暴露於現代科技所產生的大量輻射，我開始注意到某些癌症的肇因是輻射。因此，我開始釋放日常生活會使用的手機、電腦、螢光燈和其他電器設備所產生的輻射。

爲了對抗來自上述設備和其他來源所產生輻射的影響，大家可以運用以下程序。最好是見證有害輻射離開身體，讓好的光能量留在原處。

θ

釋放輻射

1. 上升到第七界（參見第41、42至43頁），發出指令：「一切萬有造物主，我下指令，所有對〔人名〕無益的輻射被抽離、轉變並送入上帝的白光。謝謝，完成了，完成了，完成了。」

θ

2. 見證輻射被抽離並送入上帝的白光。

3. 一完成程序，請用第七界的能量洗滌自己，並與第七界保持連結。

由於有害的輻射不應存在於身體中，因此無需用任何東西取代它。

元素精靈

「很久以前，那是個無法由曆書或鐘錶計量的年代，數百萬位善良的仙子從太陽飛降到地球並進入大地。在那裡，祂們轉變成根和葉子而成為樹木。地球上有許多從仙子轉變而來的這類樹木，但松樹、樺樹、椤樹和橡樹是造就荷蘭的主要樹種。而居住在樹上的仙子，被稱為苔蘚少女或樹木仙女，這是荷蘭人對取名為凱特或凱瑟琳的人，所慣用的暱稱。」

——摘自威廉·埃利奧特·格里菲斯所著的《荷蘭童話故事》

第二界最令人興奮的部分之一，就是元素精靈。祂們是守衛、保護和滋養植物界的靈體。

當你開始體驗植物界，無論你是否相信有元素精靈，你的能量場都會因爲敞開而開始體驗到祂們的存在。

由於人類的靈性進化和揚升，彷彿隔離各界之間的那層面紗已經變得越來越薄，我們比以往更容易看穿面紗。尤其是第二界和第三界之間的面紗變得特別薄。因此，有越來越多的人目睹了所謂的仙子。

我喜歡稱祂們爲「元素精靈」，但別誤解，祂們與人類毫無關聯。元素精靈可以控制自己的分子振動速率與植物融合，成爲液體或空氣般的存有，或根據自己的選擇以固態存有的方式顯現。當祂們選擇以固態方式現身時，我們就會看到各種不同形狀和大小的仙子，因爲這是我們的心智接受得了祂們的唯一樣貌。

第二界是第一個展現出享受生活和表達笑聲等能力的存有界。在這界，我們開始體驗情緒和感受的多樣性。元素精靈也在學習這一點。祂們也還在學習如何穿梭轉換不同維度和彎曲時間的過程。祂們與植物、純粹的光本質與光合作用程序均緊密相連。

我第一次見到仙子的經歷，就像我在其他書籍中提到的那樣。當時我和蓋伊在愛達荷州桑德波因特山區的一個小木屋。蓋伊已經知道仙子的特質，他與大地共事，知道植物和樹木周圍會有這樣的靈體。他也知曉與仙子相關的深厚古老知識。

當我剛認識蓋伊，我發現到和他在一起時，他就像個活生生的仙子門戶通道。我認爲這是因爲他明白土地有其獨特的能量，而仙子則是這種能量的傳輸者。

第一次邂逅仙子的經歷，爲我打開了一個全新的領域，我意識到仙子的能量都聚焦在植物和樹木。原住民稱這種生命的本質爲「綠靈」（the Green）。歐洲傳統則稱爲「綠人」和「大地之母」，也有融合這兩種概念的說法。而兩種概念的起源，都可以追溯到所謂的「仙后」和「橡樹之王」。

年輕的大師之子

宇宙萬物都在以最高的形式利用能量，無論是來自太陽的光芒，還是由其他存有所創而轉換後的光。正如我們所見，植物會吸收光粒子來自行發光，並以此爲溝通方式。正是這種光芒吸引了仙子。

我們不應該將眞正的仙子/元素精靈，與現代人詮釋的仙子精靈定義混爲一談。祂們不一定有極爲美麗的外表，也不一定對我們十分友善。儘管祂們不算可愛，但祂們卻奇特得很有趣。祂們移動的速度超過光速，我們通常無法以肉眼看到，除非祂們選擇被看見。我們感知得到祂們狀似人形，但這不見得是祂們眞正的樣貌。祂們眞正的形態是某種靈光能量。

元素精靈可能也跟我們一樣，在體驗穿越各存有界的旅程。我們離開出生時的第五界，前往第四界「靈界」，在那裡接受指導、被滋養與愛護，並根據自己的能力來接受不同的任務。

首先，我們被送到第一界，學習礦物界的分子結構和無機物質的基礎。一旦吸收這些知識後，我們返回第四界匯報。我們所學的一切都會被記錄下來。然後，我們被送到第二界學習植物。然後，我們再次返回第四界匯報。在這段靈魂旅程的早期階段，年輕的靈魂可能就是我們感知到的仙子。

仙子門戶通道

元素精靈會被樹木和植物散發的光吸引。祂們會幫助植物生長，並以傳送光的方式與其他植物溝通。祂們從母樹和父樹那裡接收指令，然後像警報器一樣傳遞給所有其他樹木。祂們還會利用樹木和植物創造的能量，作爲通往其他維度的門戶通道。

在母樹和父樹之間，通常有作爲仙子出入口的大型門戶樹。相傳石圈和蘑菇圈的現象，也是仙子出入口。我們的祖先觀察到這些事物，雖然並不完全理解祂們，但知道仙子確實存在。我相信現今許多人感知到的外星訪客，實際上是使用維度門戶的仙子。

如果你能在森林中找到母樹，請環顧四周，附近肯定有門戶樹。你可以帶著相機拍照，捕捉通過此門戶的能量。你也可以對植物這樣拍照。

θ

見證植物或樹木門戶

所需美德：冒險精神、希望、善良、道德，以及能夠顯化夢想和魔法的能力。

阻礙：恐懼。

1. 上升到第七界（參見第41、42至43頁），發出指令：「一切萬有造物主，我下指令（或請求）看見此植物或樹木的門戶通道。謝謝，完成了，完成了，完成了。」
2. 向植物或樹木介紹自己，進入它的能量場來找到維度門戶通道。
3. 想像門戶通道是打開的，並保持幾分鐘的開放狀態。
4. 使用相機拍照。
5. 下指令（或請求）看到仙子，觀察植物或樹木變得更有活力。
6. 完成後，用第七界的能量洗滌自己，並與第七界保持連結。

當你看著照片時，你將能夠看到植物或樹木周圍的小光球。這些是植物／樹木的思想型態和門戶的能量場，或是周圍的天使仙子。

恰當的洞察力

元素精靈有時會怕我們而不會向我們現身，因爲祂們認爲我們是掠食者。即使祂們不在你的信念系統裡，當你越處於希塔狀態，越有可能用肉眼看到祂們。請運用恰當的洞察力與祂們相處，因爲祂們是極爲強大的存有，處理思維的方式與我們不同。祂們與我們相似，卻又不盡相同。

仙子十分淘氣且極度好奇。祂們喜歡惹我們生氣的程度，就跟祂們喜歡幫助我們一樣。祂們是充滿喜悅的靈體，有著自己的矛盾和激情。祂們對人類的情緒非常敏感，過度悲傷可能會讓祂們喪命。祂們不喜歡被指使，但如果以正確的方式接近祂們，就能好好運用祂們的能力。我在澳洲教某堂課時，有人提出了有趣的觀點。學生發現每當他們向元素精靈提出幫助的請求時，元素精靈都期望得到禮物作爲回報。如果你發現包包裡的鑰匙或其他閃亮的物品不見了，可能是仙子以索取報酬之名拿走了。

元素精靈喜歡閃亮的東西，因爲這些物品會產生光折射，就像我們喜歡欣賞閃爍的鑽石一樣。當光線照射到結晶體時，會產生能量，這種亮光對元素精靈來說是一種神性的本質。這就是祂們會被水晶吸引的原因。如果祂們覺得跟你相處很自在，祂們就會住在你家的水晶裡。

如果你決定對仙子敞開家門，或以任何其他方式與祂們打交道，你應該先上七，再與仙子接觸。這樣一來，第二界和第三界的能量將共同產生作用，人類和元素精靈可以相輔相成，而非互相抵觸。如果你僅從第二界的角度與元素精靈打交道，就會有能量交換的情況，仙子可能會帶你去另一個維度。而坊間有很多人們被仙子帶走的傳說。

當你準備敞開心胸接觸元素精靈時，請記住以下事項：

- 與元素精靈對話或跟著祂一起走之前，請務必先上七。
- 千萬不要請求元素精靈的幫助，因爲祂們會期待交換能量，而未經你的允許就拿走閃亮的物品，祂們還會覺得這樣做非常合理。
- 元素精靈只向心地純潔的人現身。
- 你不必相信有元素精靈，也可以看見祂們。
- 只有在祂們知道自己沒有危險的情況下，祂們才會現身。
- 如果你尊重自己，元素精靈會更尊重你。
- 元素精靈不是神祇。
- 元素精靈喜歡笑聲，對唱歌這件事感到著迷（如果音準有準確）。
- 元素精靈喜歡藝術。祂們喜歡看我們畫畫。

θ

見證元素精靈

1. 上升到第七界（參見第41、42至43頁），發出指令：「一切萬有造物主，我下指令（或請求）看到這棵植物或樹木的元素精靈。謝謝，完成了，完成了，完成了。」
2. 進入植物或樹木的能量場，找到元素精靈。
3. 用第七界的能量洗滌自己，並與第七界保持連結。
4. 拍照（通常可以用相機拍到元素精靈）。

由於各存有界之間如薄紗般的界線開始消失，因此我相信某些元素精靈已經以人類的模樣生活在我們之中。我們都見過表現得像精靈或仙子的人，他們似乎正在進化成仙子，或者反之亦然。我相信許多元素精靈這樣做，只是爲了體驗第三界。

許多這類具有「仙子特質」的人，在這裡是爲了保護元素精靈及其棲息地。他們通常是環境保護主義者和自然主義者。

冰島精靈

精靈信仰是一種基督教出現前的信仰，曾在北歐的大部分地區流行。其來源深植於人類尚能與大自然及其蘊含的靈性能量更和諧共處的時代。而這種信仰在愛爾蘭和冰島等地，仍一直延續到現代。

冰島有一個非常古老的傳統民族稱爲「精靈」。據說祂們居住在特殊的地貌。最近的一項調查發現，只有百分之十的冰島人深信有精靈和其他超自然存有，不過某些道路已經改道，以避免破壞據說是精靈棲息地的特定岩石。

其中一個已知的精靈聚居地，位於雷克雅維克市郊的哈夫納夫約杜爾（Hafnarfjordur），據說那裡的一塊大岩石是精靈的居所。附近的道路規畫原本會破壞這個聖地，當局最終施工的時候仍然改道了，以免干擾這些超自然居民。

距離雷克雅維克市以北約三小時車程的利亞斯科加爾（Ljarskogar），正在建造另一條道路時，據報在一塊據說是精靈經常出沒的石頭前發生了神祕事故。工程被迫暫停，工程人員請來了一位通靈者，以找出精靈是否造成了這些干擾。通靈者與精靈交談後告訴工人，精靈要求當局不要炸毀祂們的石頭，而是繞道施工，以免傷害精靈社區。

遊客可以在冰島找到一所眞正的精靈學校，該學校有課綱、教室、教科書、學位證書等制度，同時有自己在進行的研究。校內教材主題包括精靈、光仙子、隱居人、小矮人、地精和山靈。這些教材甚至描述了十三種精靈、三種隱居人、四種地精、兩種巨魔和三種仙子。

8 龐大的記憶保管者：宇宙

第一界是由三維世界中的所有無機物質、構成這個宇宙原始形態的所有元素、所有固體物質以及週期表中的多數原子（與碳基結合之前的狀態）所組成。當碳分子與特定元素結合時，就會形成第二界的植物生命。然後，宇宙又以更爲複雜的方式，形成了能產生運動和行動能力的分子組合，進而成爲建構第三界的蛋白質，也就是人類和動物共生的存有界。以上描述僅簡化地說明不可思議的生命進程。

有生命力的礦物、水晶、土壤和岩石等物質，包括最小的水晶到最大的山脈，均爲構成有機生命的基石。由於生命始於這些基石，因此我們可以推斷這些無機物的本質，確實具有靈性。第一界以這樣的方式，使我們認識到無機生命擁有生命和自己的意識。

宇宙中的記憶

宇宙中的每一顆太陽都散發著向外傳播的光芒。當這道光在太空裡穿越遼闊的距離時，它會汲取所有經歷和行經之處的各種知識。等到這道光抵達地球，它已經帶著累積已久的大量知識。地球上的每一種動物、植物或沙粒，都有可能感知這道光芒夾帶的所有記憶。

直覺敏銳的人能夠感知其中的部分知識。這可能是爲什麼有人可以在沒有直接體驗過的情況下，就寫出其他恆星系統及其古老文化的相關文章。也可能是有些人會有所謂的「外星探訪經歷」的原因，可實際上並未發生此情況。這些經歷其實是太陽光本身蘊含的記憶，隨著太陽風吹拂到宇宙各處。以上兩個因素，可以解釋爲什麼有這麼多人認爲自己有許多前世。只要觸摸或連結地球或者吸收星光，他們就會接收到宇宙中固有的記憶。

土地中的記憶

第三界的生物也會在他們觸碰到的萬物留下印記，而這些印記被第一界的礦物、土壤和其他固體物體吸收爲記憶。最終，所有記憶等於活在山河土地之間。曾經在地球上生活過的每個人、每種動物和植物的記憶，都會被記錄在地球的每一粒塵埃與沙土。如果你駐足聆聽，就可以感受到地球固有的記憶。而最近期的記憶位於地表，較容易解讀到。在某種程度上，地球也擁有自己的阿卡西紀錄。

蓋伊在愛達荷州的農場和蒙大拿州的牧場長大。他的曾祖父威廉・斯蒂博於一八九〇年代經營愛達荷州的農場。當時這片土地還是荒蕪之地，需要開墾。威廉根據星星的指引，建造灌溉用的溝渠、種植樹木、挖一口井、蓋了附屬建物，並在一九一四年建造了一幢大房子。

蓋伊在威廉去世七十年後繼承斯蒂博家族自營農場時，我們首先做的是翻修威廉和他兒子比爾（比爾是小名，本名亦為威廉）建造的房子。這個過程令人氣餒，重蓋一幢新房子可能還比較簡單（且不用到鉅額的程度）。但我們還是與邏輯反其道而行，讓這座老房子的屋況不再惡化。在翻修過程中，我的內心有種驅使我一定要安裝一扇彩色玻璃窗的感覺。後來我發現，這正是威廉和他的妻子貝西想實現的願望，房子原本的設計圖中就有這個安排。然後我們在房子周圍修建了一道白色的圍欄，就像威廉當年擁有這棟房子時一樣。

接下來，我們建了一個新的馬廄，開始飼養屬於輕型役馬品種的弗里斯蘭馬。我們後來發現威廉．斯蒂博老先生很喜歡他的役馬，當拖拉機卡在土裡動彈不得時，他經常借助役馬之力來拖出此機器。他有一個專門爲這些馬設計的馬廄，還裝配可從外部餵食的滑軌式窗戶。

我們還依照他的遺願，把其中一片田地整平。

威廉對這個家園該有的模樣所產生的嚮往能量，仍遺留在此。他的夢想在這片土地留下印記。

神聖之地

隨著時間的推移，某些地點會累積特殊的能量，且被做爲儀式用地，例如英格蘭的巨石陣和埃夫伯里（Avebury）巨石圈。在整個歐洲，還有許多基督教教堂都建造在古老的儀式中心之上。

當我第一次去義大利的羅馬時，我住在靠近古羅馬競技場的一家旅館。當我跟有靈通感知力的朋友說我住在那裡，他們卻替我擔心。他們認爲住在那個可怕遺址附近一定很糟糕！因爲曾有那麼多人死在那兒！但是我覺得羅馬競技場令人歎爲觀止。確實有很多人曾喪命於此，而產生強烈的死亡印記，但同樣重要的是，那裡也充滿此處過往的歷史人文與事件的印記。我沒有把注意力放在悲傷的部分，而是專注於競技場生氣蓬勃的面向。

然後我們參觀了聖彼得大教堂，這是世界上最美麗的教堂之一。但帶我去那裡的人告訴我，某些教宗有多麼邪惡。他問道：「你難道感覺不到這個地方充滿了邪氣嗎？」

但我的角度不同。並不是說我沒有那種感覺，但是當你看著那些宏偉的藝術品時，所有其他的感覺都變得不那麼重要。當你看著米開朗基羅的《聖殤》雕像，你可以觀察到他如何捕捉聖母瑪麗亞以悲傷神情看著懷裡被釘在十字架過的兒子。米開朗基羅也拒絕雕刻出耶穌手上的釘痕，這樣上帝之子就不會因爲十字架釘痕而有瑕疵。這是出自他對基督的愛，這份愛在他的雕塑作品上處處一覽無遺。當你第一次看到他在西斯汀教堂繪製的壁畫時，你可以感受到他對自己作品的愛。你也能夠窺探到他的頑皮——因爲在某面壁畫上，他把批評他作品的主教描繪成地獄中的惡魔。

如果你觀察所有其他的藝術作品，你可以感受到藝術家彼此散發出來的競爭氛圍，他們會試圖在其他藝術家完工之前，先完成自己的作品。你可以感受到現場每幅畫作與每座雕像，在創作過程中被注入靈性能量所面臨的挑戰。但透過這一切，你可以感受到這些傑作的生命喜樂底蘊。

我覺得聖彼得確實被埋葬在羅馬的那座山丘上，儘管歷經邪惡的教宗、悲傷和仇恨事件的波折，仍不影響此地的神聖特質。那份神聖氣息仍然在此處彌漫著令人驚嘆的共鳴。

幾年後，我去了墨西哥的一個聖地。我的代理人安東尼奧，帶我去墨西哥市的瓜達盧佩聖母聖殿，看看在墨西哥原住民所穿的斗篷上顯靈的聖母像。我發現墨西哥人來到這個聖殿，是爲了尋求療癒和重拾信仰。他們的信仰意念充斥著此地，但教堂中也存在一些貪腐和奇怪的能量。

當我看到那件斗篷，我知道那不是原件，眞正的原件被鎖在後方的另一個房間裡。當我告訴導遊時，他很驚訝地問我：「你怎麼知道？我認識護衛聖殿的保全，原件確實被鎖在保險庫裡。」

重點是：如果你的焦點總是放在邪惡的面向，那麼無論如何都挑得出邪惡的點。世上確實有邪惡存在，但當人們前往神聖的場所，應該讓自己沉浸在該空間的聖潔氛圍，而不是專注於既有的負面瑕疵。如果我們只專注於負面事物，等於賦予它增強負能量的力量。

情感是非常強大的產物。如果許多人持續在某處投射情感一段時間，他們就會創造出留存在該處的能量場。某些聖地因爲累積了如此多的能量，以至於產生了時間重疊門戶的現象。

時間重疊門戶

當我們離世時，會在離世的地方留下深刻的印記。靈通感知者有時會因爲這種土地印記，而覺得必須去遠方收集他們的前世靈魂碎片。這種觀念的原理在於，一旦靈通感知者收集到前世的靈魂碎片，也等於匯聚了前世的力量，讓自身力量變得完整。這類做法都是以土地保存的記憶爲基礎。

土地會保留各種事件的印記記憶。事件發生時間越近期，與之相關的情感和能量就越強烈，所以比較容易以靈通的方式感知到。例如，美國在十九世紀六〇年代經歷了一場導致五百多萬人死亡的內戰。這場戰爭的某些戰場，具有迴盪在此的強烈衝擊能量，因爲有這麼多人同時死在同一個地方。

生命力突然從身體中釋放出來，其實是一種能量強大到令人難以置信的現象。當很多人同時死亡所產生的能量漩渦，就會讓時間形成了一個大規模的彎曲或扭曲狀態，進而創造出一個門戶通道。這就是爲什麼有些戰事即使經過一百年，仍會有人在戰場遺址看到戰爭上演的畫面。

這只是其中一種時間重疊門戶。時間重疊門戶的種類繁多，形成原因各有不同，就像我多年前在黃石國家公園發現的那個門戶。

黃石國家公園是這世上我最喜歡的地方之一。我之所以在愛達荷州東南部住過很長一段時間，其中一個原因就是希望它近在咫尺。那裡是我的「心靈補給站」之一，是我通過火山能量充電的特殊地點。火山能量也會產生時間重疊門戶。

我第一次看到黃石國家公園的時間重疊門戶時，已經是很多年前，當時我在老忠實間歇泉旁的一條小徑上散步。當我要走過一座橫跨美麗河流的小橋時，我看到了一對明顯相愛的美洲原住民情侶。（還有，他們沒有做任何情慾相關的行為，只是幸福地享受著彼此的陪伴。）當我看到這個女人時，我有一種非常強烈的認同感，還引發深刻的似曾相識感覺。許多關於她人生的記憶開始湧現出來，我從中得知她有「與風對話的人」之稱。

這就是我喜歡不時回到黃石國家公園的原因之一：可以看到這兩個戀人，也能從這個特別的地方重新充電。

我發現在有薄霧或下雨的情況下，更容易看到這對神聖的情侶。爲什麼我能看到他們呢？我認爲有幾個原因。我認爲在前世中，我就是這個美洲原住民女人，而這兩人之間的深刻愛意，開啓了時間上的門戶通道，但這種門戶與戰場或暴力死亡造成的門戶不同。

曾經有位男子來找我占卜，他的房子裡有幽靈般的美洲原住民出沒，他以爲他們是遊魂。

但當我去他家，要將他們送去上帝的白光時，我察覺到這是時間重疊現象。因爲這些靈體不是所謂的遊魂，我不知道該如何幫他改善這個情況。我告訴他，這個現象無害，他應該收費來讓大家參觀。如果我當時擁有現在的知識，我就會見證門戶開口被移至房子外的其他地方。

時間重疊門戶意指通往另一個時間點的開口。你可以看到那裡的人，但他們看不見你。而你在時間重疊門戶看到的畫面，就是他們還在過著自己生活的那一刻。

白水晶引起的時間重疊現象

因爲白水晶可以放大靈通能量，所以我家裡有很多水晶。我也擁有藍晶石，來平衡白水晶能量引起的頭痛症狀。

我以前的家位於愛達荷州的拉貝爾，房子裡有非常多的能量，因而形成了一個時間重疊門戶。所以，我會看到一個幽靈似的農夫走過我的客廳。這位農夫完全沒有察覺到我房子的存在，他以爲自己正在犁田，但他其實是同時存在於兩個地方。他不是幽靈，我只能看到他的上半身，因爲在他的時代，他所在之處的地面比我的客廳低了幾英尺（一英尺約三十公分），所以我會看到他的上半身穿越我的客廳地板！不過老實說，這種情況並非經常發生，只有在天時地利人和的情況下才會看見，比如下大雨的時候。

還有些時候，當我從後窗往外看一下通往木棉樹林的小橋時，我會看到一個印地安人的圓錐型帳篷。這個幻象不是幽靈造成的，而是因爲時間重疊門戶造成的不同時代投影。

地球大地之母的記憶

記憶保管者

「光」能累積龐大的知識量，而且「光」夾帶的記憶很容易儲存在地球的大地。地球蘊含的礦物保存了所有曾發生事件的記憶。它們不僅吸收活體動植物的記憶，也吸收了死後已回歸大地塵土的動植物記憶。寶石放大記憶的能力遠遠超越其他礦物。祖母綠、鑽石、紅寶石、藍寶石和坦桑石，都非常擅長累積生物的記憶與吸收恆星的光。即使它們被埋在地底，仍然保存了太陽光以及宇宙中其他星系太陽的記憶。這就是我們佩戴水晶時會得到靈感的原因之一。

θ

從寶石中取回過去的知識

1. 前往第七界（參見第41、42至43頁）並下達指令：「一切萬有造物主，我下指令取回這塊礦石過去吸收的所有知識。」

2. 一旦完成此過程，請用第七界的能量洗滌自己，並與第七界保持連結。

每一顆存在於地球上的水晶都蘊含某種記憶，因此它們具備了加快提升動物和人類能量的能力。這就是爲什麼你可以利用礦石來增強智力，或以其他方式精進自己。

某些第一界特定水晶的能力之一，就是自動幫佩戴或攜帶它們的人加快第三界本質的提升速度。這就是一種第三界和第一界能量結合的現象，如果你能透過靈視力看到這種互動，你會發現礦石與人之間的能量往返流動畫面十分有趣。

實務上，處理水晶時需留意些注意事項。你絕對不能將水晶或礦石放入水中後飲用。某些水晶和礦石含有有毒物質，如砷、鉛、鎘、錳、鐵以及其他不太好的物質，這些物質會溶解到水中。如果你飲用了這樣的水，將會導致重金屬中毒。

第一界的能量不僅可以加快提升你已具備的特質，還可以編程設定它們的大地本質，成爲生活裡的小幫手。你家中或工作場所的礦石和水晶，都應該被賦予特定的任務。

我第一次進行 DNA 啓動程序時，就將某些水晶編程設定爲「幫其他人下載 DNA 啓動程序」的功能。因此，只要有人接觸這些水晶，他們的 DNA 就會被啓動。我這樣做是爲了確保這份知識永不遺失。你也可以將一塊特殊的礦石或珠寶編程設定成你的記憶保管庫。

θ

創造一個記憶保管庫

將你的經歷下載到你的記錄保管庫。

1. 前往第七界（參見第41、42至43頁），發出指令：「一切萬有造物主，我下指令（或請求）將我的所有經歷與知識，都下載到這個記錄保管庫。請用愛圍繞它。」

2. 一旦完成此過程，請用第七界的能量洗滌自己。

你也可以幫水晶下載此能力：只要你一觸摸到水晶，水晶就能將你學到的東西記錄下來。當你旅行時，也可以幫水晶編程，設定為「有它在的任何地方，都能讓你像是回到自己的家」。

如果你編程了珠寶，且將來由你的子女繼承，這件珠寶就會帶有你的能量特徵，那麼無論你身處哪一個存有界，他們都能透過珠寶與你連結。

有些人仍在尋找曾在另一世擁有的珠寶，其中蘊含著我們可能永遠找不到的古老記憶……

能量石

當我的學生看到我戴著美麗的寶石時，他們應該知道，我受吸引的原因在於它們散發的能量以及美感。例如，我很少購買鑽石，因爲我對它們不感興趣，鑽石沒有我喜歡的能量。我發現有些鑽石需要被清除它們帶有的暴力和陰謀記憶。這就是爲什麼我不會購買血鑽石。

我發現以下礦石能帶給我保護力和能量，同時對應到我的振動頻率。讀者則需要找到適合自己的水晶礦石。

紫水晶（Amethyst）

紫水晶是二月份的誕生石。它是常見石英岩裡隱晶質家族的一部分。當石英晶體具有高含量的鐵時，就會產生紫水晶。這些鐵元素會使石頭呈現深紫色。而市面上的多數紫水晶都經過加熱處理，以增強顏色。

紫水晶屬於能與直覺力搭配使用的礦石之一。原文「Amethyst」源自希臘語，意思是「不醉之人」。希臘人和羅馬人認爲紫水晶是防止酒醉的強效解藥，至今仍具有「不受酒精影響而保持清醒」的象徵意義。

希臘神話有提及紫水晶的起源。傳說酒神巴克斯（Bacchus）對一個拒絕認可祂神祇身分的凡人感到憤怒，因此發誓要向所有不用祂的方式一起酩酊大醉的凡人，發洩祂的怒氣。

而名爲「阿米斯特」（Amethyst 的音譯）的美麗年輕少女，在前往敬拜女神黛安娜的途中，被憤怒的巴克斯阻攔。巴克斯召喚了兩隻老虎吞噬她，但阿米斯特大聲呼喊尋求黛安娜的幫助。爲了拯救這位少女，黛安娜將她變成了一尊純淨的白水晶雕像。

當巴克斯看到這座美麗的雕像時，祂流下感動的淚水，開始爲自己的行爲感到懊悔而啜泣。祂的眼淚滴入酒杯，哭到癱坐在地上時，酒就這麼灑在雕像上。這座晶透的白水晶吸收葡萄酒與酒神眼淚的顏色，形成了紫水晶❶。

正如大家所知，紫水晶的能量在數千年來一直很受到歡迎，它也是我最喜歡的礦石之一。紫水晶可以開啓感知各存有界的直覺力。它能打開第三眼和頂輪中固有的能力。擺放在身上時，可以讓一個人敞開自己的靈通潛能，增強他們的療癒能力。如果是將紫水晶簇放置在家中，則可以清理和過濾從大門進來或被牆面吸收的負能量。基於這個原因，紫水晶堪稱家中不可或缺的重要礦石。

黑榴石（屬於鈣鐵石榴石類）（Andradite Melanite Garnet）

這個寶石是我最喜歡的礦石之一。它可以在金字塔下承載能量，而且它是第一顆喚醒我直

❶因此原文以 Amethyst 之名為此水晶命名，中文則意譯為「紫水晶」。

覺感知力的礦石。

魚眼石（Apophyllite）

魚眼石能不斷喚醒我們的DNA，讓我們往神聖時機的方向前進。

海藍寶石（Aquamarine）

屬於綠柱石家族的海藍寶石，是療癒師家裡都應該要有的礦石。它可以營造撫慰人心的氛圍，同時有助於連結天地能量和造物主。由於這種海洋色的石頭與水的能量有關，因此可以具有靈通橋梁的用途。

黑瑪瑙（Black Onyx）**和黑曜石**（Obsidian）

黑瑪瑙和黑曜石這兩種優質礦石，都很適合保護居家和辦公空間，免受游離飄盪的負面感受影響。

天青石（Celestite）

天青石能讓我們覺察到自己的指導靈和天使。

黃水晶（Citrine）

黃水晶是金黃色的石英水晶，也是紫水晶的姐妹。天然黃水晶很罕見，市面上大部分的黃水晶都是經過加熱處理的紫水晶或茶晶。

黃水晶的金色色澤，賦予了它吸引豐盛和創造財務穩定的能力，因為黃金的顏色就是金色。我所謂的豐盛，不僅指金錢面向，還包括健康、各種關係的平衡狀態、家庭富足和靈性面的豐盛。我有一塊大型的天然黃水晶，我都用它來祝福我的學生豐盛富足。

在身體層面上，黃水晶有助於清理肝臟，以及平衡太陽神經叢脈輪。

在靈性上，它能讓我們意識到我們可以創造自己想要的事物，並且用符合常識的方式，將我們的靈性融入到生活中。黃水晶也能放大同理心，使我們可以用平衡的方式來感知他人的感受。

紫水晶和黃水晶都是我最喜歡放在家中的水晶。

鑽石

鑽石一直以來都是愛情的象徵。此礦石是一種靈性覺醒的工具，但在我看來，它的效果沒有魚眼石好。

翠銅礦（Dioptase）

越來越多的人被翠銅礦這種靈通礦石吸引，因爲它可以療癒心輪，放大心輪的能量，並賦予我們善良的特質。

我有一些非常精緻的天然翠銅礦礦標，它們具有經典的祖母綠色澤和明顯的些許藍色色調。將翠銅礦放在家中，會強烈感受到它想提醒你留意善良的特質。但如同所有事物一樣，要不要接受翠銅礦明顯散發的這類訊息，還是操之在己。

祖母綠（Emerald）

祖母綠是能有效療癒地球的寶石之一。歷代古埃及皇后都會佩戴此礦石，原因其來有自。屬於綠柱石家族的此驚人礦石，在原石和寶石形式上，都具有高振動頻率。眞正的祖母綠可以帶回我們前世的特質和經歷，並提醒我們未來可能成就的一切。它還可以跨越許多維度帶來不同時空的信息，並能洞察玄學世界保留的任何記錄。

經過車工的祖母綠寶石，能讓我們保持冷靜和覺察力。當我們佩戴它或放在家中，它能讓我們展現出最好的一面。它還可以放大身心靈的療癒效果，尤其對心臟問題格外有幫助。

在這個瞬息萬變的時代，祖母綠的存在至關重要。許多古代記錄都留存在祖母綠的核心，等待被發掘。現在也有價格較低的祖母綠可供選擇，且高價不一定等於寶石特性更優異。

火蛋白石（Fire Opal）

對我們這個時代而言，火蛋白石非常重要。它是一種低硬度的礦石，主要由水形成，因此可以作爲不同維度和時空之間的橋梁。當一個人過度爲他人付出，火蛋白石可以帶回失去的能量和失去的靈魂碎片。它還可以增強我們的所有靈性特質，並能與其他礦石有效搭配運用（儘管有謠言說它與其他礦石不和）。

黃金和白銀

以玄學來說，黃金是最重要的元素之一。它不但能增強萬事萬物，也能讓身體達到完美狀態。儘管傳統上認爲黃金是代表陽性的日金屬，白銀是代表陰性的月金屬，但其實黃金兼具陰陽特性，對男女性別的影響相同。我們應該佩戴黃金來與身處的這個現實世界接地，但黃金也能允許我們恣意離開這個第三界幻象。也就是說，黃金能幫助我們以人類肉身的狀態進入靈性領域。

無論是白銀還是黃金，都不會干擾到水晶的能量，而且黃金可以增強礦石的特性。

赤鐵礦（Hematite）

赤鐵礦屬於象徵保護力和戰士的礦石。它能讓男性和女性身上的陽性能量達到平衡狀態。

玉石（Jade）

玉石是完美的療癒石，可以輔助療癒任何生理或心靈層面的疾病。玉石的獨特在於增強身體健康的同時，還能吸附身體的負能量。當玉石吸收了太多的負能量時，它可能會斷裂。大多數療癒師的身上、營業場所和家中應該都會擺放一點玉石。

藍晶石（Kyanite）

藍晶石是清理負能量的最佳礦石之一。你的療癒室擺放的礦石中，如果有納入藍晶石，就能將怪異的能量轉化爲正能量。它能幫療癒室的能量加分，如果你幫它下載特定的任務，它會變得更加強大。藍晶石還可以平衡房間中的所有其他水晶能量，以便不同的能量能夠相輔相成。

與多數水晶不同的是，藍晶石不需要被淨化。以身體上的幫助來說，它能緩解胃痛和頭痛。

拉利瑪海紋石（Larimar）

拉利瑪海紋石於一九七四年在多明尼加共和國被發現。它能夠喚起古老的記憶和潛在的才能，還能將我們帶到未來和汲取未來會有的才華。它有助於喚醒ＤＮＡ，以便我們記起過去和現在的神聖使命。

捷克隕石（Moldavite）

捷克隕石屬於一種叫做玻隕石的礦石家族。它們是隕石撞擊地球、象徵融合天地的產物，因此對玄學、身心靈圈的人來說，它們是具有能量的迷人礦石。捷克隕石實際上是隕石衝破大氣層或撞擊地球時所產生的高溫，熔化自身時形成的玻璃。並且會取決於隕石的爆炸結構、發生的地點以及隕石本身的成分，來形成不同顏色。而捷克隕石具有罕見且美麗的綠色。

此礦石能讓我們意識到，我們與一切萬有相連。捷克隕石帶有一點輻射，因此放在家中會激發能量，使事件加速進行。也就是說，它是一種顯化礦石，能夠爲我們的生活帶來巨大的變化。但是，如果我們將它編程設定爲「帶給我們良好的人生課題」，我們就能夠稍微控制學習人生課題時的步調，以及課題出現時的嚴重程度。

橄欖石（Peridot）

橄欖石的功能和祖母綠一樣，只是效用程度亞於祖母綠。許多負擔不起透明祖母綠的人，可以負擔得起晶瑩剔透的橄欖石。無論是祖母綠還是橄欖石，都能增強我們眞實的自我本質。

黃鐵礦（Pyrite）

黃鐵礦是一種保護石。

水晶（Quartz）

水晶是一種強大的能量放大器，古人直覺地知道這一點，現代科學也能夠完全證實此特性。水晶具有現代科學所稱的「壓電性質」。也就是它們能夠將機械力轉換爲電力，或將電流轉換爲機械力。在現代世界中，它們的應用範圍無遠弗屆，包括電子學、光學領域，以及製造玻璃、砂漿、磨石、砂紙與複合清潔劑的相關領域。

水晶是地球上第二豐富的物質。古人會將水晶簇放在家裡的四個方位，達到免受各種負能量侵擾的保護作用。這個觀念在於讓負能量順利通過住宅裡外，而不會產生衝突。

水晶有很多不同的顏色。

紅寶石（Ruby）

人們之所以被紅寶石的能量吸引，是因爲它能增強勇氣。具體而言，它能讓佩戴者勇於與眾不同，爲自己的信念挺身而出。這就是爲什麼很多戰士會被紅寶石吸引。紅寶石還能使佩戴者更加專注於自己的目標和創造的實相，也能賦予佩戴者一些靈性常識。

彩色剛玉（Sapphire；常見中譯為「藍寶石」）

只要是紅色以外的任何剛玉（紅色剛玉即為紅寶石），就稱爲「彩色剛玉」❷，因此會有不同的顏色，就像彩虹的光譜一樣多樣化。彩色剛玉是重要的礦石，因爲它能以最高善的方式，重新將我們的注意力集中在我們的靈性道路。也非常適合用來引導我們認識內在的靈性自我。

如果我們承受得住此類剛玉的強大能量，它就能爲我們帶來眞正的豐盛。而藍色剛玉（也就是俗稱的藍寶石）的能量比其他顏色的剛玉更強大。品質優良的彩色剛玉可以不斷地幫我們調頻能量，就像有人在旁囉嗦叮嚀你，該留意靈性和情緒失衡的狀態。但是當我們處於平衡狀態，彩色剛玉就會增強我們的能力。佩戴後，即可在情緒平衡的狀態下與他人交談。

每一顆彩色剛玉的能量多寡不盡相同。在購買任何昂貴的寶石時，我的良心建議是好好了解賣方。如果賣方告訴你這顆礦石完全「純天然」，那他們很有可能沒有說實話。大多數的彩色剛玉寶石都經過熱處理或輻射處理。我的意思不是說，經過這樣的處理就不是眞的彩色剛玉，或是不具有快速提升能量的作用。而是當它用自己的神聖語言與你交談時，你應該能夠感受到它的能量水平。

❷因為彩色剛玉通常以藍色居多，所以中譯習慣稱 Sapphire 為藍寶石。

茶晶（Smoky Quartz）

茶晶的顏色（天然或人工）是伽馬射線和鋁雜質結合後的結果。有棕色、黑色，有時還有灰色。

茶晶因爲轉化負能量爲正能量的能力而受到珍視。它具有吸收和清除向外投射不良情緒的強大能力。這就是爲什麼它非常適合放在療癒室。

碧璽（Tourmaline）

碧璽能增強我們的所有靈性能量，並可提醒我們看見創造力的美好面向。

綠松石（Turquoise；亦稱土耳其石）

綠松石被廣泛用於療癒，尤其是改善關節炎的部分。它就像連結物質心智和靈性心智的橋梁，讓彼此合作無間。

寶石聖女：賀德佳．馮賓根（Hildegard von Bingen）

我們的水晶療癒傳統，幾乎傳承自賀德佳．馮賓根。她是一位天主教女修道院院長，出生於一〇九八年的德國貝默斯海姆。她是德語區第一位重要的神祕主義者。她透過神視來傳達宗教觀所著的《當知之道》（*Scivias*）一書，至今仍受到歡迎。

賀德佳的醫學著作《醫藥書》（*Physica*）中所提到的寶石療癒研究，靈感可能來自雷恩的馬博德主教（Bishop Marbod of Rennes），因爲他在六十年前匯編了一本有關寶石的書。不過，有些人認爲她的研究與理念，純粹出自靈性面的見解。

賀德佳描述了具有療癒作用的以下十六種寶石：瑪瑙、紫水晶、綠柱石、紅玉髓、玉髓、橄欖石、綠玉髓、鑽石、紅鋯石、碧玉、縞瑪瑙、綠水晶、紅寶石、彩色剛玉、紅紋瑪瑙和拓帕石。或許是爲了保護她傳遞的知識不受攻擊，她並沒有直接告知寶石本身可以爲大家帶來何種祝福。因此，她沒有定義各礦石的特殊功能，但確實有在文中暗示，礦石擁有趨吉避凶的天性，且具備與上帝合一的本質，文句如下：

「每一顆寶石都兼具火元素和濕氣。但魔鬼會迴避且憎恨和蔑視寶石，因為他記得在失去上帝恩典前看到了寶石有多美。況且某些寶石浴火而生，他則因為上帝的旨意，被火獄征服而受罰。」

因此，我們可以合理地推論，現代水晶療癒的根源可以追溯到基督教神祕主義，而且中世紀的教會不認爲這是異端邪說。

所有文化運用寶石的方式，都與聖賀德佳的方式雷同，即使相隔千里，大家賦予寶石的特性定義亦相去不遠。美洲原住民、中國人、印度人、埃及人、羅馬人、希臘人和澳洲原住民，都會使用寶石進行療癒。這種實務做法已有數千年的歷史。

編程設定無生命的物體

所有礦石都有留存記憶的能力，並能將它們接收到的能量散發出去。而我們只要透過輕盈的思想型態，就能以編程設定的方式賦予它們某些能量。水晶在這方面的表現很出色，這也是除了美觀之外，我們如此著迷於它們保管記憶和發送能量的原因了。

我們可以用水晶做的一件事，就是將第七界能量的思想型態下載到水晶，並且將它編程設定爲「具有將此思想型態發送至整間屋子裡的能力」。

我們幫礦石下載此類任務的原因之一在於，這樣的下載內容可以覆寫礦石裡已存在的任何負面記憶。另一個原因是，我們希望自己想感受的能量，能夠透過這樣的方式回流給我們。

θ

編程設定無生命的物體

1. 進入第七界（參見第41、42至43頁），下指令：「一切萬有造物主，我下指令（或請求），幫這件物品下載「具有〔能力名〕的能力」。謝謝，完成了，完成了，完成了。」
2. 見證此能力從造物主的第七界下載進入物品的過程。
3. 一旦結束此過程，請用第七界能量洗滌自己，並與第七界保持連結。

當我們在家中或營業場所放置象徵性物品時，能量也會以類似上述的方式回流給我們。有些人在家中放置耶穌的照片或十字架，這些物品均具有深層的救贖象徵意義。有些人則可能會擺掛代表宇宙之音「嗡」（OM）的符號。這些無機符號本身只有在我們灌輸它們力量時才有影響力，不然它們幾乎沒有那樣的影響力。不過，藉由擺放此類物品的做法而改變一下我們所處的環境，是爲了我們自己好。

如果你來我家，你會發現它是所有存有界的象徵。我的礦石代表第一界，仙子和植物代表第二界，我孩子的照片代表第三界，我祖先的照片代表第四界，大師的象徵圖像代表第五界，神聖幾何圖形代表第六界。我這樣做，是爲了提醒自己我是一切萬有的一部分。

θ

編程設定環境來提升你的生活品質

1. 上升到第七界（參見第41、42至43頁），下達指令：「一切萬有造物主，我下指令，請讓我所處環境的一切，都能提升我的生活品質。謝謝，完成了，完成了，完成了。」
2. 見證你家裡和周遭的物品，被下載能夠豐富你生活的能量。
3. 一旦完成此過程，請以第七界的能量洗滌自己，並保持與第七界的連結。

當你開始編程設定周遭環境，你可能會開始發現家裡其實有很多你不再需要的東西。就像你的身體一樣，你的房子像是你的倒影。如果家裡雜亂無章，你的思緒也會凌亂壅塞。如果你的書桌桌面、流理檯面或冰箱上的物品堆得亂七八糟，可能是因爲你有年幼的孩子要照顧，或生活裡充滿沉重的負擔。這個現象源自於你覺得自己必須將全世界的重擔攬在身上。清理你的房子，讓思緒變得清晰！擺脫會消耗能量、而非爲你創造能量的物品。不要留著你再也不打算穿的衣服。清除家中不再效勞你的物品。意思不是要你購買新家具，但你應該要找到自己喜歡、而且讓你感到舒服的物品。如果你不喜歡某些東西，就放下它！才能騰出空間來迎接豐盛。

充能你的周遭環境

在希塔狀態下，我們可以將濃縮的思想型態灌輸到家中的每個重要物品，以賦予它適切的意圖。充能的應用例子如下：

- 你應該幫餐桌充能此感覺：隨時都有充足的食物，無論是誰在此餐桌用餐，都會產生飽餐一頓的滿足感。
- 你的牆壁要能夠讓你感到安全。
- 你應該幫沙發充能此感覺：令人感到舒適宜人。
- 雕像和礦石能反映神聖氛圍並投射豐盛感受。
- 你應該幫床充能「舒適、愛、休息和玩樂」的感覺。

- 可以幫照片充能「滋養、榮譽和啓發」的感覺（取決於照片的主題）。
- 可以幫雕刻品充能「欣賞美感的能力、感受莊嚴和力量」等感覺。

運用你偏好的意圖，來充能你家裡各空間中的所有物品，這個過程會讓你玩得很開心。

你應該從腳下的土地開始，清除曾遺留在土地上的任何負面靈魂碎片，以及所有遊魂。

θ

釋放土地的遊魂和靈魂碎片

1. 進入第七界（參見第41、42至43頁），下達指令：「一切萬有造物主，我下指令釋放這片土地上的所有遊魂和負面靈魂碎片。完成了，完成了，完成了，就是如此。」
2. 見證遊魂和靈魂碎片被送往上帝的光中。
3. 完成後，用第七界的能量洗滌自己，並與第七界保持連結。

我家有一顆水晶，專門用來驅散遊魂。另一顆水晶則專門向進門的每個人傳送正能量。我家裡的每顆水晶，甚至是照片，都被我下載負責特定的任務。我把這種做法稱爲「超級風水」。我承認，我有點古怪。我必須使用下載過以下感覺的藍色杯子喝水：「從藍色杯子喝下肚的任何飲品，都充滿純淨豐富的能量。」

你應該爲家中的每個物品編程特定作用。其中一個原因是，過去接觸過這些物品的人，會殘留幽靈印記在上面。對於有直覺力的人來說，這可能會有點難以招架！

保護住宅

爲了保護和增強你家中的能量，請拿出四顆水晶，依照你的需求來編程設定它們，然後擺在你住宅或公寓的四個主要方位。這個做法能創造漩渦能量。房屋需要具有正面充能的漩渦能量，這樣你出門前，就會有充分休息與活力充沛的感覺。

一旦你創造了這個漩渦，也編程設定了物品的功能、用水晶裝飾居家環境，這個家就會擁有自己的能量特徵，成爲吸引遊魂、神靈、天使和仙子的燈塔。這就是爲什麼你應該在家裡四周擺放風鈴，並且每天清理房屋能量二十次。

天使和仙子會被風鈴吸引，你應該編程你的房屋可以接受仙子能量，但是吸引來的仙子必須有禮貌，而非淘氣。當你敲擊頌缽時，天使和仙子會被吸引過來。遊魂和惡靈則討厭風鈴和鈴鐺聲。因此，在房屋周圍吊放風鈴，可以阻止任何負面能量進屋。

當你掛上風鈴時，請幫風鈴下載以下訊息：「你每次發出聲響時，都能幫房屋和住宅範圍清除負面影響。」

每小時會自動敲響風鈴或鈴鐺的時鐘，能有助於清理房屋內部的能量。當我長時間離開家且沒有人能上鍊我的時鐘，我就會靠電池驅動的時鐘，讓它自動播放風鈴聲。

平衡靈通力

正如我之前有提到，某些具有直覺力的人，天生容易創造能量漩渦。他們的靈通力也可能引起嚴重的靜電現象。當這類人情緒平衡時，一切都沒事。但當他們情緒不平衡，就會顯化出一些小小的電器電子裝置問題，例如電器爆炸、燈熄滅、手錶停止等等。起初還會覺得有趣，但過了一段時間後，會開始因爲增加修理費用而感到困擾。這就是靈通感知者需要保持情緒平衡如此重要的原因。

多年前，我在馬鈴薯加工廠擔任品管技術員時，就了解到這一點。我負責測試產品所含的硫化物和添加劑。當我走進廠內要拿測試樣品，我一走到機器旁邊，它們就會突然停止運作。工廠的工人們很快就注意到，只要我走過機器、機器就會故障的現象。

馬鈴薯工廠的工作非常辛苦、漫長且單調。所以，工人們開始叫我站在他們操作的機器旁邊，這樣他們就可以休息一下。每次我站在那裡，機器都會如期發生故障。工人就這樣聊天一小時，什麼事都不做，等著機器修好。

沒有機器能難倒我。我可以使巨大的馬鈴薯碎片製造機停止運轉。我甚至曾在心情不好的時候，讓X光機停止運作。

某日，我去看看我的朋友克莉絲，她也具有靈通力。我們聊了大約一小時的生活近況，情緒都有點激動，我就離開了。第二天她打電話給我：「維安娜，我愛你，但也許我們暫時別再見面了。當你在這裡時，我們之間的激動對話，讓我的微波爐、電視和洗衣機都壞了。」

我記得我媽媽生氣的時候，總是會發生奇怪的事情。有一次，她氣她的男朋友氣到櫥櫃裡的所有玻璃杯都爆炸。這種現象可能會對你的關係造成阻礙。我們的思想可是非常強大！如果你經常弄壞物品，這個徵兆是在提醒你平衡能力。

此外，身爲靈通感知者要有自覺，如果你不開心或憤怒，就不應該開車。因爲你有可能損壞一些電路相關功能。你應該幫你生活中的任何電器／電子裝置，下載「保護它們免受你的影響，能隨時保持正常運作」的編程。還有，在你使用任何設備之前，請保持冷靜。如果你在壓力大的情況下開車，請不斷告訴自己你是平衡的狀態。這樣做一段時間後，你會逐漸習慣這種額外的靈通能量，也就不會那麼經常發生此類問題了。

另一方面，你也可以修復電器和其他機器。二十年前我有一輛車，完全是靠愛、信心和祈禱的力量運轉下去。有一次，我不小心弄斷了它的燃油管線。管線扭曲得非常嚴重，燃油根本無法通往引擎。當我把車子送到修車廠，技師告訴我他根本搞不懂這台車之前到底怎麼跑得動。

還有一次，車子又開始跑得不順，所以我又送它去修車廠。技師告訴我正時皮帶損壞，火星塞之間的間隙如此之大，他再次搞不懂車子之前怎麼還動得了。

與土地互動

能量一直影響著所有人，我們卻不常意識到它有多麼強大。我甚至認爲，人們一直在讓自己的身體同時重複「痊癒與再次創造疾病」的循環。我認爲這與環境因素有很大的關係，例如缺乏舒曼波。

地球的舒曼波

一九五四年，名叫舒曼（Schumann）和克尼希（König）的兩位科學家，通報他們的新發現，也就是地球會自然產生我們現今稱爲「舒曼波」的電磁脈衝。閃電發生在地球表面和電離層之間的空腔時，就會激發出這樣的自然波動。閃電將能量注入這個空腔範圍，造成極低頻率的振動，產生能以光速速度環繞地球的電磁波，且平均每秒可繞地球七點八三圈。

安克莫勒醫師（Dr. Ankermueller）意識到這個頻率與人類大腦 α 波的平均頻率有關，並得出「舒曼波的本質就是地球的思維波」結論。他聯繫了舒曼教授，教授隨即安排他的博士候選人克尼希進行研究。克尼希將人類腦電圖記錄與環境中的電磁場進行比較，並成功證明舒曼波與 α 節率非常接近。

爾後，盧維克博士（Dr. Wolfgang Ludwig）的研究發現，大氣中的人造電磁訊號，讓人幾乎無法在城市裡精確測量舒曼波。而第一批上太空的宇航員和太空人，在完全接觸不到舒曼波的狀態下，都回報出現了憂鬱情緒和偏頭痛的症狀。

儘管我們的城市干擾了地球舒曼波的「一切萬有」律動，我們仍可以和自己的靈魂對話來創造舒曼波，即可彌補這方面的匱乏。

大地療癒我們

我們一直以各種方式與地球互動。許多療癒師都會難以自拔，很想療癒人類自工業革命以來對地球造成的污染問題。雖然這是非常重要的議題，但我們應了解到，地球也在療癒我們。

地球記錄了在此發生的所有事件。雖然這些儲存下來的記憶帶有悲傷的印記，許多靈通感知者都能感受得到，但這不表示大地之母需要我們來療癒她。她會從我們犯過的所有環境相關錯誤中自我療癒。地球如此古老，毀滅與重生的循環已經發生過許多次。我們受到肉身短暫壽命的限制，而無法眞正理解到大地之母的療癒力有多麼強大。但以不朽靈魂的角度來看，我們將見證地球重生並自然恢復平衡的那一刻。我們或許會毀滅環境，但地球將繼續存在。生命、死亡和重生是地球會經歷的自然過程。這就是神聖的循環。

然而，我們也不能因爲這樣就不作爲，還是需要改變現今使用資源的方式。我們必須直接採取行動，以免破壞環境與這個存有界。

請記住，大地會趁機自我療癒，我們應該專注的是這股療癒能量，而不是我們感受到的悲傷和內疚。如果我們能接受地球的療癒能量，地球本身將變得更強大。

當我們向大地傳送療癒能量，我們也必須能夠接受大地回送給我們的療癒能量。即使是被過度愛護的盆栽，如果我們不從它那裡接收愛，只是一味地向它發送愛，它也會枯萎。只要你提出請求，地球就會向你發送療癒能量。如果你敞開心扉接收，你會感到驚訝。

專心地讓大地療癒你，就像你專心地療癒大地一樣。大地一定會療癒你，但前提是你沒有過度忙於療癒它。你投入療癒大地的能量越多，就會喚起越多的悲傷，因爲大地藏有層層的悲傷。如果你只把焦點放在這裡，你就會裹足不前。相反地，請向大地發送愛並接受大地回報的愛。這樣才能在人類和地球之間，創造一個神聖的循環。

古老的部落文化均遵循這種神聖的循環，其中一些元素仍流傳至今。美洲原住民仍然知道如何接受地球的愛。這樣的認知存在於他們ＤＮＡ的祖先記憶中。澳洲原住民則知道要讓大地引導他們感受靈覺眞理，而不是由他們來引導大地的靈魂。

地球的靈魂是永恆的。我問過造物主，世界末日何時來臨，我看到那會是在人類消失很久以後才發生的事。我看到我們可能會毀滅自己，但幾千年後，地球會煥然一新，生命將在沒有我們的情況下繼續生生不息。如今，大師們已經來到第三界，避免地球毀滅並將地球轉變爲愛的振動，機率已經提高到了百分之六十五。不過，這些百分比會根據我們每天的選擇而上下波動。在某種程度上，我們都有意識到這一點。當事情以正面的方式改變時，我們會覺得身體狀態良好。然而，當我們自救的機率減少時，我們很可能會出現一些以前沒有的疼痛。

迄今爲止，作爲一個物種，我們一直在爲生存不擇手段，甚至是犧牲賦予我們生命的環境。我們面臨的挑戰，在於克服這些古老的自毀信念編程。

不幸的是，我們似乎天生傾向於製造破壞和戰爭。地球上一定會有某個角落存在著戰爭的威脅。這種偏好衝突的傾向，在地球留下了記憶，同時也在我們物種的集體意識中，形成了「必須克服衝突才能生存下去」的信念。如果我們執著於戰爭帶來的威脅、過去被殺害的人們，以及戰爭帶來的痛苦和破壞，那麼這種意識型態將滲透到我們的社會。

停止對戰爭、荒蕪、負面消極心態和仇恨感到害怕。敞開接受地球的療癒正能量。請上七連結一切萬有，並說：「我願意敞開心胸，接受世界想要給予我的任何愛。」這樣地球的負面記憶就不會影響到你。

接受地球的療癒

1. 上升到第七界（參見第41、42至43頁），發出指令：「一切萬有造物主，我下指令（或請求）讓大地之母療癒我，我願意接受這樣的療癒。謝謝，完成了，完成了，完成了。」
2. 見證療癒能量進入你的能量場。
3. 完成後，用第七界的能量洗滌自己，並與第七界保持連結。

大地的祝福——祝福比詛咒更強大

蓋伊和我剛在一起時，他想修復他的老房子，而不是搬離，因爲他深愛這個家。他答應我會進行擴建和修復工程。雖然我同意了，但我發現要面對很多挑戰！連加熱系統和淨水系統都要處理。經過一段時間，我們終於蓋好擴建的部分——還有結束無數的翻新工程。

完工時，我已經將它打造成一個可愛的鄉村小屋。然而，我們再怎麼翻新房子，我還是覺得它不屬於我。我幫它下載編程設定、我除去了詛咒——你想得到的做法，我都試過了。我每次清理它的能量時，都會浮現出前任屋主的記憶。其中某些記憶來自蓋伊的前妻，以及這間房子裡發生過的爭執。

我怎麼樣也想不通，直到有一天我走進房子裡，意識到我感受到的是蓋伊的記憶。問題根本不在房子，而是出在蓋伊以及他對房子的感受。

有一天，我看著我的丈夫說：「你知道嗎，我愛你，但我要搬走。」

蓋伊告訴我，除非有樹林，否則他不會搬走。所以我們顯化了我們的願望，只用了一個星期，就找到了一棟擁有數千棵樹的房子。

然後我們必須賣掉舊房子。起初賣不出去，因爲蓋伊對那棟房子還有執念。所以我離開我的能量場，看看是否有任何詛咒能量把他與土地綁在一起。我發現，與其說是詛咒把他禁錮在這片土地，更像是一個祝福讓他留在此處。這是因爲這片土地曾祝福蓋伊擔任它的照顧者。因此，在蓋伊的允許下，我解除了這個祝福，讓這片土地去祝福另一位照顧者。後來，蓋伊確實能輕鬆地邁向人生下一階段。

一個星期內，我們就賣掉了舊房子。幾個月後，我開車經過它，能感覺到它不喜歡目前的照顧者。很快地，它又被賣給一個懂得在鄉村照顧房子的人。我感覺得到，那棟房子又回到以往的開心狀態了。

我們買的新房子正在等待我成爲它的照顧者。它已經在房市待售一年，都沒有賣出去。我第一次去看房的時候，我能感覺到這是因爲有人來看房時，住在那裡的青少女會嚇跑他們，或者她父親的靈魂（他在這房子裡自殺）會纏擾他們。然而，這些情況嚇不倒我，所以我們再去看了它一次。

第二次我去看這個房子時，我獨自留在裡面一段時間。房子的聲音告訴我上樓，看看那裡的書桌。書桌上有一張紙，寫著女屋主當初買下這棟房子的價格，而這個價格與她要求的賣價（簡直是天文數字）非常不同。我當下知道我可以用什麼方式來讓她把房子賣給我。我提出了兩個出價要求，她接受了第二個。所以，從這個例子可以知道，物品、房屋以及各種事物都有自己的感受，你可以覺察看看，也許自己有幸成爲它們的照顧者。

土地本身會對擁有它的人施加某種魔力。這片土地上的土壤、植物和樹木以及動物，會結合彼此能量來確保自己能夠得到適當的照顧。從本質上講，如果擁有者有意識到這一點，就不會是壞事。但有些土地會讓它的主人疲於奔命。土地和主人之間應該建立良好的關係。你向植物發送的任何能量，都會反射回流給你並放大。如果你送愛給土地，它也應該將愛反射回來。如果它有這樣做，你就不會被相應的能量吸乾。

至於詛咒，有時我們所感知到的詛咒，其實只是他人的負面思想。我相信人們有時候會敏感到聽得見他人的負面思想，並且對號入座認爲那是針對自己的詛咒。無論如何，祝福都比詛咒、誓言或誓約的力量更強大。如果你祝福自己，就能保護自己免受詛咒的困擾。（如果你無法做到這一點，可能是因為過去的迷信造成的遺傳層信念編程。可以進行能量測試來確認看看。）

爲了釋放土地的祝福，請使用以下的練習。

θ

釋放土地的祝福

1. 上升至第七界（參見第41、42至43頁），發出指令：「一切萬有造物主，我下指令（或請求）將我從這塊土地帶給我的祝福與這份魔力釋放出來。謝謝，完成了，完成了，完成了。」
2. 見證魔力能量被送往上帝之光。
3. 完成後，請用第七界的能量洗滌自己，並與第七界保持連結。
4. 現在請拍下土地的照片。

整合所有體驗

最後這項練習將引導你踏上感受、品味、觸摸和看見不同存有界的旅程。透過這樣的體驗，你可以擴展自己的意識而整合所有存有界，進而體悟到你本來就與所有存有界合一。

θ

體驗所有存有界

1. 上升至第七界（參見第41、42至43頁），發出指令：「一切萬有造物主，我下指令（或請求）遊歷每一個存有界，讓我在（年份、月份、日期、時間），感受、觸摸、品味和體驗每一個存有界最美好的一面。謝謝。完成了，完成了，完成了。」
2. 觀想自己的意識被送往第一界。
3. 與第一界中的礦石連結，感受它們的療癒能量。第一界有礦物、水晶、土壤和岩石，並且是構成地球結構的無機體，包括最小的水晶到最大的山脈。請體驗水晶和它們的能量。
4. 與第二界連結，感受草藥的力量。第二界由有機物質組成：包括維生素、植物、樹木和元素精靈。
5. 與第三界連結，並感知這一界的幻象。第三界由基於蛋白質的分子、碳基結

θ

構和胺基酸鏈組成。這些有機化合物是構成第三界生命的基礎。

6. 與第四界和你的祖先連結。第四界是靈界。

7. 與第五界和大師連結。第五界有天使、十二議會、我們的靈魂家族、大師們、天父和天母。

8. 與第六界和法則連結。

9. 內化所有存有界的知識，並體悟你與七個存有界合一，你就是七界。

10. 完成後，用第七界的能量洗滌自己，並與第七界的神聖能量保持連結。

【附錄】

信念處理的五個步驟 & 挖掘的八種方法

信念處理的五個步驟

五個步驟如下：

1. 與對方建立信任感，有助於對方敞開心胸與你交流。
2. 確定對方想要處理的議題。
3. 開始挖掘程序，在過程中尋找底層信念，以便釋放堆疊覆蓋底層信念上的所有信念。
4. 上七連結造物主，見證信念在核心層、遺傳層、歷史層和靈魂層這四個層面上完成轉換。
5. 以能量測試的方式，來確認是否已釋放不適用的信念，且已替換爲新信念。

挖掘的八種方法

挖掘技巧的重點在於知悉如何提出正確的問題，並識別出潛在的底層信念，來釋放因底層信念而起的所有相關信念。以下是八種常見的挖掘方法：

1. 基本問題

這些問題包括：

「有哪些相關人等？」

「是什麼事件？」

「發生的背景環境在哪裡？」

「發生的原因？」

「有何幫助／好處／感受……等等？」

範例：

「你爲什麼會這樣想？」

「你從中學到了什麼？」

「這起事件對你有何幫助？」

如果對方說「我不知道」，可以問：「如果你知道呢？」或者「但假如你是知道的……？」這個說法有助於開始深入挖掘信念。

2. 恐懼症

找出潛藏在其他恐懼之下的最深層恐懼。請提問：

「如果你處於（某特定情況），最糟會發生什麼事情？」

「在那種情況下，接下來會發生什麼？」

3. 戲劇化的人生事件（創傷）

· 確定過去第一次引起此創傷情緒（如憤怒、悲傷、懷恨、罪惡感和被拒絕）的事件為何。

· 然後識別當事人當前的情緒指標：

「你什麼時候開始有這種感覺？」

「你對誰有這種感覺？」

「當你開始有這種感覺時，你在哪裡？」

「那時發生了什麼事？」

「你對這種情況有什麼感覺？」

「根據你對這種情況產生的感覺，你會想採取什麼行動？」

・確定感覺逐漸產生變化的時間點：

「你第一次處於類似情況並有相似感覺，是什麼時候？」

「那時你有什麼感受？」

・見證信念在四個層面（核心層、遺傳層、歷史層和靈魂層）被釋放和改變的過程。

・幫對方下載有助於認識底層信念的必要感覺。

・請提問：

「你從那次經歷中學到了什麼？」

「爲什麼你必須經歷那樣的事件？」

「這起事件對你有何幫助？它又如何繼續幫助／效勞你？」

4. 疾病

・找出議題所在，然後進一步深入挖掘。

・找出此人生病的原因：

「你什麼時候開始生病？」

「當時你的生活中發生了什麼事？」

．找出此人仍在生病狀態的原因：

「你因爲生病，而獲得最棒／最美好／最有體悟的經歷有哪些？」

「你從『生病』這件事學到了什麼？」

．找出此人無法康復的原因：

「如果你完全康復了，會發生什麼事情？」

5. **顯化**

．請客戶／個案想像，如果他們擁有所有必需錢財，他們會做什麼。

．問客戶／個案，如果他們擁有自己想要的所有錢財，他們會在哪裡。

．個案擁有想要的所有錢財時，有什麼樣的感覺？

．個案的生活中是否有重要的他人存在，如果有，個案的家人／朋友／靈魂伴侶對這筆錢有何反應……等等？請探索個案在觀想過程中感到不舒服的議題，並進一步挖掘來解決這些問題。請提問：

「如果你擁有想要的所有錢財，你會做什麼？」

「在那種情況下，會發生什麼不好的事嗎？」

6. 處理遺傳層信念

如果你透過肌肉測試發現，對方擁有特定信念，但他們的表意識卻不認同這些信念，你可能會發現他們感到困惑，而讓你難以繼續挖掘信念。這表示此類信念可能是透過遺傳層的祖先傳承給他們。請提問以下問題並繼續挖掘：

「這是你母親的信念嗎？」

「這是你父親的信念嗎？」

「這是你祖先的信念嗎？」

7. 集體意識信念

當許多人有相同的信念時，就會將它當作「事實」而形成集體意識信念。請找出並完全清除這些信念，以便個案能夠繼續邁入人生下一階段。

範例：

「糖尿病是不治之症。」

「我害怕使用我的力量。」

「我立下了貧困的誓言。」

下載：

「糖尿病是可以被治癒的疾病。」

「我可以安全且平和地使用我的力量。」

「貧困的誓言已完全結束。」

8.不可能的事

此挖掘主題的目的不是爲了尋找阻礙，而是重新編程設定你的大腦，來接納原本認知裡所謂的「不可能的事」。請提問：

「如果……會發生什麼事？」

本附錄是由宮崎裕之根據維安娜．斯蒂博的教導編寫整理而成。

希塔療癒®研討會與書籍

由維安娜·斯蒂博女士創辦的希塔療癒是一個能量療癒的治療程式，全世界皆有其認證的講師。爲希塔療癒所設計的研討會以及書籍，目的是做爲自助治療的指南，來發展療癒心智的能力。希塔療癒包含以下的研討會以及叢書：

希塔療癒研討會是由經官方認證的希塔療癒講師指導

希塔療癒基礎DNA1和2官方認證療癒師研討會
希塔療癒進階DNA 2½認證療癒師研討會
希塔療癒豐盛顯化認證療癒師研討會
希塔療癒人體直觀（IA）認證療癒師研討會
希塔療癒彩虹小孩認證療癒師研討會
希塔療癒疾病與失調認證療癒師研討會
希塔療癒世界關係認證療癒師研討會

希塔療癒 DNA3認證療癒師研討會
希塔療癒動物認證療癒師研討會
希塔療癒深度挖掘認證療癒師研討會
希塔療癒植物認證療癒師研討會
希塔療癒靈魂伴侶認證療癒師研討會
希塔療癒完美體重認證療癒師研討會
希塔療癒萬有的七界認證療癒師研討會
希塔療癒內圈與我講師課程
希塔療癒你與你的伴侶研討會
希塔療癒你與造物主研討會
希塔療癒你與你的人際內圈研討會
希塔療癒你與地球研討會
希塔療癒萬有的七界II研討會

以下由維安娜在希塔療癒知識學院親自授課之認證研討會

希塔療癒基礎 DNA 認證講師研討會

希塔療癒進階DNA 2½認證講師研討會
希塔療癒顯化與豐盛認證講師研討會
希塔療癒信念挖掘
希塔療癒人體直觀（IA）認證講師研討會
希塔療癒彩虹小孩認證講師研討會
希塔療癒疾病與失調認證講師研討會
希塔療癒世界關係認證講師研討會
希塔療癒DNA3認證講師研討會
希塔療癒動物認證講師研討會
希塔療癒深度挖掘認證講師研討會
希塔療癒植物認證講師研討會
希塔療癒靈魂伴侶認證講師研討會
希塔療癒完美體重認證講師研討會
希塔療癒萬有的七界認證講師研討會
希塔療癒內圈與我認證課程
希塔療癒你與你的伴侶認證講師研討會

希塔療癒你與造物主認證講師研討會

希塔療癒你與你的人際內圈認證講師研討會

希塔療癒你與地球認證講師研討會

希塔療癒存在裡的七界II認證講師研討會

希塔療癒不斷地成長與擴充，因此新的課程還會陸續增加。請造訪官方網站查詢近期更新資訊。

書籍

《希塔療癒》（橡樹林出版，二〇二〇年）

《進階希塔療癒》（橡樹林出版，二〇二一年）

《希塔療癒——信念挖掘》（橡樹林出版，二〇二二年）

《希塔療癒——你與造物主》（橡樹林出版，二〇二三年）

《希塔療癒——疾病與失調》（*Hay House*, 2011）

《祈禱之翼》（*Hay House*, 2012）

《希塔療癒——尋找你完美體重的韻律》（*Hay House*, 2013）

| 延·伸·閱·讀 |

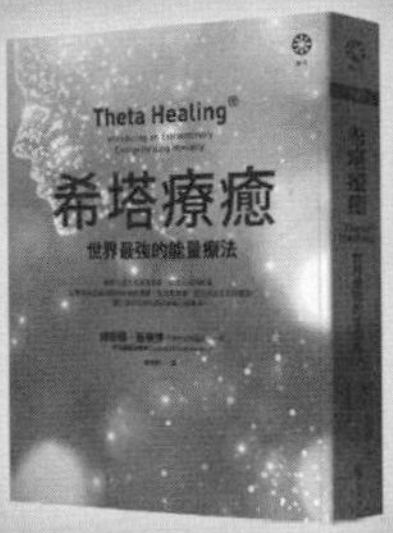

《希塔療癒》

世界最強的能量療法

- 定價 620 元

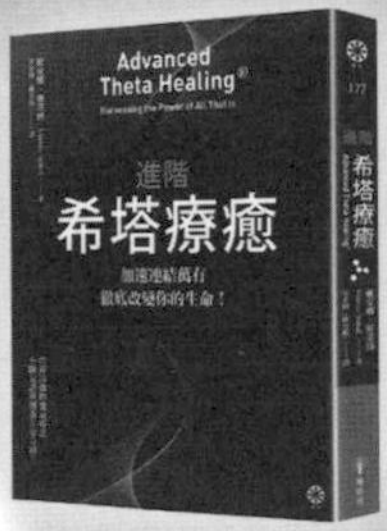

《進階希塔療癒》

加速連結萬有，徹底改變你的生命！

- 定價 620 元

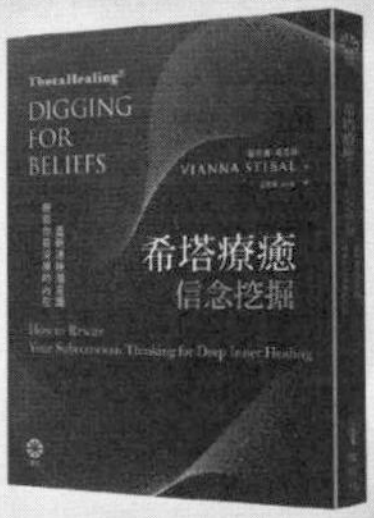

《希塔療癒——信念挖掘》

重新連接潛意識 療癒你最深層的內在

- 定價 450 元

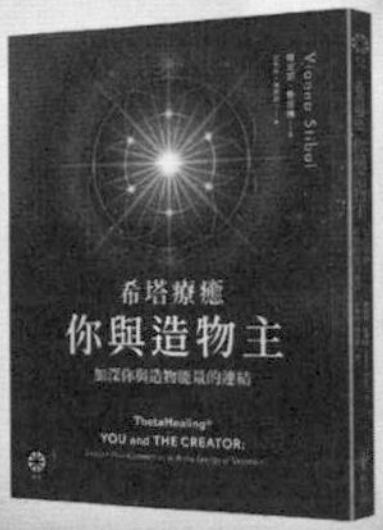

《希塔療癒——你與造物主》

加深你與造物能量的連結

- 定價 400 元

SEVEN PLANES OF EXISTENCE：The Philosophy of the ThetaHealing® Technique

Originally published in 2015 by Hay House Inc.USA

眾生系列 JP0219

七界：希塔療癒技巧的核心思想

Seven Planes of Existence: The Philosophy of the ThetaHealing® Technique

作　　者／維安娜・斯蒂博（Vianna Stibal）
翻　　者／安老師（陳育齡）
責任編輯／劉昱伶
業　　務／顏宏紋

總 編 輯／張嘉芳
出　　版／橡樹林文化
城邦文化事業股份有限公司
104 台北市民生東路二段 141 號 5 樓
電話：(02)2500-7696 ext 2736　傳真：(02)2500-1951
發　　行／英屬蓋曼群島商家庭傳媒股份有限公司城邦分公司
104 台北市中山區民生東路二段 141 號 5 樓
客服服務專線：(02)25007718；25001991
24 小時傳真專線：(02)25001990；25001991
服務時間：週一至週五上午 09:30 ～ 12:00；下午 13:30 ～ 17:00
劃撥帳號：19863813　戶名：書虫股份有限公司
讀者服務信箱：service@readingclub.com.tw
香港發行所／城邦（香港）出版集團有限公司
香港九龍九龍城土瓜灣道 86 號順聯大廈 6 樓 A 室
電話：(852)25086231　傳真：(852)25789337
Email:hkcite@biznetvigator.com
馬新發行所／城邦（馬新）出版集團【Cité (M) Sdn.Bhd. (458372 U)】
41, Jalan Radin Anum, Bandar Baru Sri Petaling,
57000 Kuala Lumpur, Malaysia.
Tel:(603)90563833　Fax:(603)90576622
Email:services@cite.my

內　　文／中原造像股份有限公司
封　　面／丸同連合
印　　刷／中原造像股份有限公司

初版一刷／ 2024 年 2 月
ISBN ／ 978-626-7219-83-6
定價／ 550 元

城邦讀書花園
www.cite.com.tw

國家圖書館出版品預行編目（CIP）資料

七界：希塔療癒技巧的核心思想／維安娜．斯蒂博（Vianna Stibal）著；安老師（陳育齡）譯．-- 初版．-- 臺北市：橡樹林文化，城邦文化事業股份有限公司出版：英屬蓋曼群島商家庭傳媒股份有限公司城邦分公司發行，2024.02
面；　公分．--（眾生；JP0219）
譯自：Seven planes of existence : the philosophy of the ThetaHealing technique.
ISBN 978-626-7219-83-6（平裝）

1. CST: 心靈療法　2.CST: 能量 3.CST: 自我實現

418.98　　112020259

填寫本書線上回函